即効回復のための「ケガ学入門」

古式腱引き療法の
人体治癒コンセプト

筋整流法創始者
小口昭宣

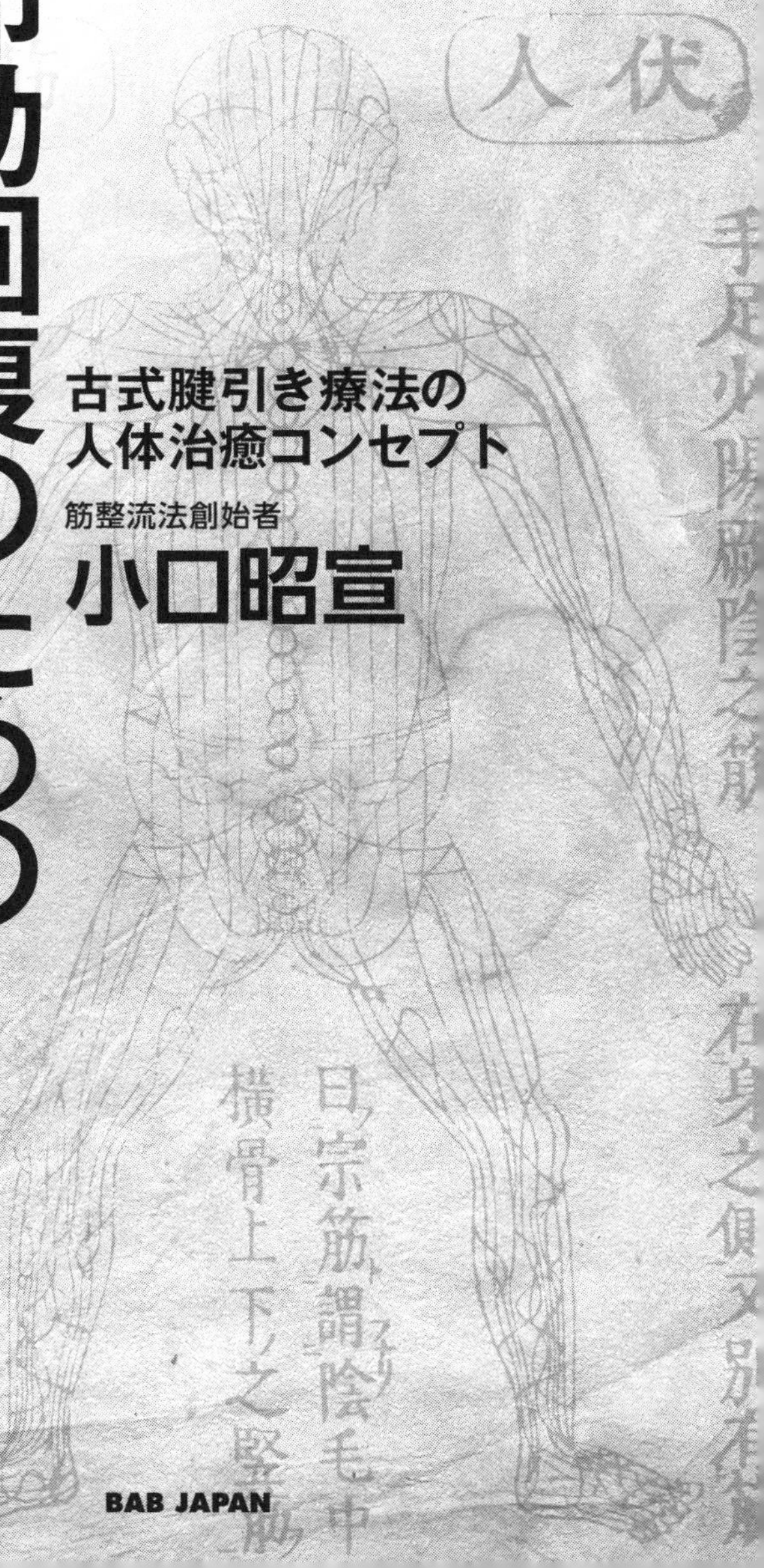

BAB JAPAN

はじめに

筋整流法の小口です。『即効回復のための「ケガ学入門」』は、一昨年より『月刊 秘伝』に一年間連載された「ケガ学」を取りまとめたもので、10年ぶりの出版物となりました。「ケガ学」は10年間様々な研究と臨床をこなしてきた集大成的な内容となっています。

「ケガ学」で学ぶことは人間本来の治癒力を引き出し、怪我をした人が自分の潜在的ホメオスタシスによって回復を早めることを目的に治す側の人も怪我をした人も知識として備えて頂きたい内容となっています。

あなたが怪我をしたら整形外科に行くと思います。それは日本の常識です。それはどんな怪我でも治してくれるという神話があり、信頼しているからです。今では、どんな怪我でもという神話は通用しないことをSNS等の情報で皆さんは知ってしまいました。少なくとも保存療法が行われる捻じった系や衝撃系など出血を伴わない怪我の時はあてになりません。骨折の疑いがある場合のみ整形外科に行くようにしましょう。

西洋医学の保存療法の考え方は動かさなければ痛くないので固定すればいい、痛くなったら鎮痛剤で痛みを押さえればいいと、痛みの鎮静を第一にしていて自然治癒を待つというのが現在の治療です。

検査はレントゲン・MRI・エコーなど画像検査が主で、本人の骨格の在り方、特徴的な損傷部位の動きなどを考慮していると思えない均一的な治療が行われています。平均的な体系から判断し、病名を決めているようですが、患者と向き合っているとは思えない適当さを感じてしまいます。

治療法に大差なく、患者さんは「医師の言っていることは正しい」という病状の刷り込みと鎮痛だけを目的とした投薬・湿布などで安心感と信頼を与えています。自然治癒を待つのであれば痛みの除去と早い回復が行なえる治療に切り替えてもらいたいと思います。西洋医学が痛みに特化した治療として投薬、固定などリハビリを用いても根治していない実情があり、憤りを感じている方はたくさんいると思います。そして最終的に手術療法を選択するしか方法がないと西洋医学も行き詰まりを感じているはずです。

検査主体の医療関係機関ではあなたの身体は治りません。この「ケガ学」で身体の仕組みと不思議を知って対応してください。

すでに400年近くの歴史を持つ腱引き療法は、私の代で一気に昇華しました。解剖学・生理学に力学を加え、診断の力と伝統の手技を融合させた腱引き療法をこの本を通じて知っていただきたいと思います。

2020年2月

小口昭宣

目次

はじめに――2

Chapter 1 古武道とケガ――7

Chapter 2 捻挫のケガ学――25

Chapter 3 腰痛のケガ学（その1）――41

Chapter 4 腰痛のケガ学（その2）――57

Chapter 5 股関節のケガ学――73

Chapter 6 膝関節のケガ学（その1）――89

Chapter 7 膝関節のケガ学（その2）――107
Chapter 8 指・手首関節のケガ学――121
Chapter 9 上肢のケガ学（その1）――135
Chapter 10 上肢のケガ学（その2）――149
Chapter 11 頸部周辺のケガ学――165
Chapter 12 頭部のケガ学――181

※本書は『月刊 秘伝』（2018年9月号〜2019年8月号）に掲載された連載「古式腱引き伝承者・小口昭宣が語る〝ケガの負い方、治し方〟」を再構成したものです。

Chapter

1

古武道とケガ

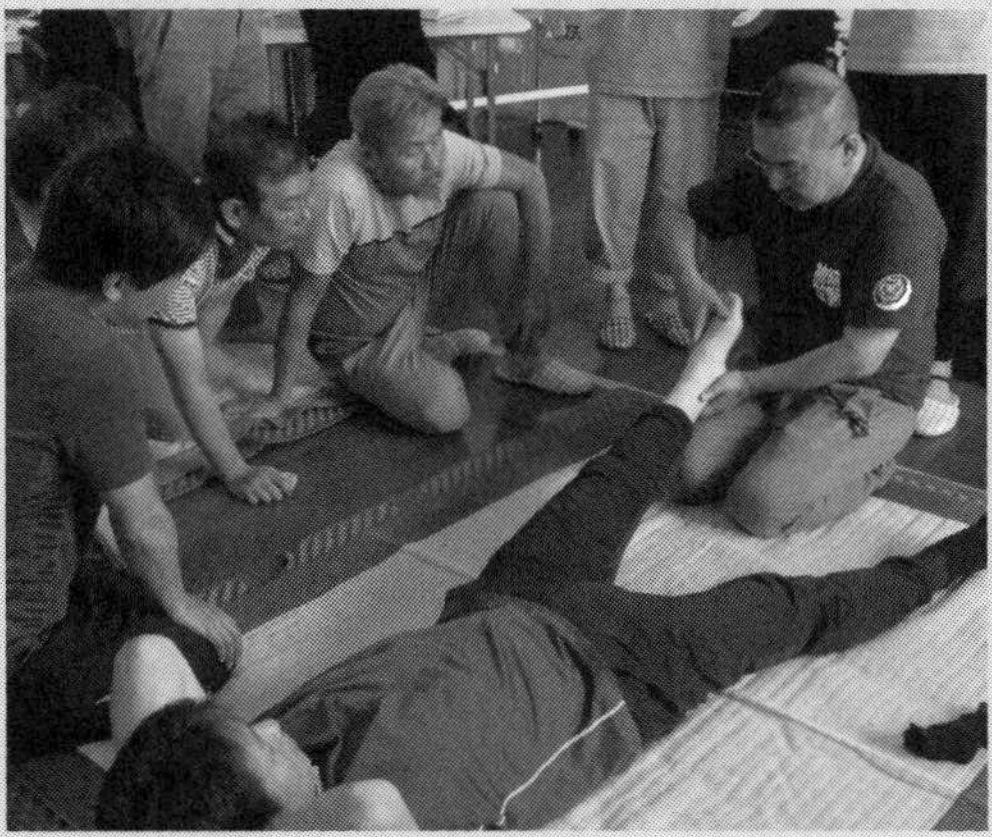

1 ケガ学から考察する怪我

「怪我」とは思いがけない負傷によって発生した損傷をいいます。皮膚のみの比較的小さな損傷を「傷」といいますが、よく「手傷を負った」などの表現が用いられます。一方、骨や筋肉に達する比較的大きな損傷を「怪我」といい、骨折や筋肉・靭帯断裂を指す場合が多くみられます。

ケガ学とは、腱引きの視点から怪我を大きく「予防」「対処」「回復」の三つに分けて捉える総合学問です。

現代スポーツと古武道では、怪我の度合いが違うことは歴然としています。

スポーツなどは事前に定められたルールに基づく限り、あらゆる角度からの攻撃は許されています。

ルールと倫理観の違いによって闘い方が変わってきます。

江戸時代以降、第二次世界大戦終了時まで武道においては、敵をいきなり背中側から襲うことは卑怯とされました。相手の正面側から、まず自分の名を名乗り、正々堂々と戦うのが美徳とされたのです。逆に、背中を切られることは〝敵に背を向け逃げた〟とも解釈され、恥とされることもありました。弱点となっている背中を攻められることは致命傷を受けることを知っているので、武芸者は通常、敵に背中を見せないようにします。従って、決闘などで敵に背中を向けるのは、非常に危険であることを認識していました。

居合道でも、抜刀と共に敵を切り倒した後も、絶対に敵へ背中を見せません。自分の切り倒した敵が、瀕死状態か絶命したかに関わらず、敵の元から去る時は、あたかも相手が生きているかのような心構えを崩しません。

なお、西洋のフェンシングや騎士道の大会では、正面から相手の背中を攻撃する技がみられます。これは互いに前面に盾を向けている状況下で、片手で武器をもっている姿勢上、盾を封じたまま無防備な背を狙う方が楽であり、相手を抱き込むようにして攻撃する＝背面を叩きつけるという技があります。この点、日本の武士道とは異なり、背を攻撃することが別段卑劣とはされていません。背面への攻撃は単なる「テクニック」といった位置づけです。

武道において「怪我を最小限に抑える」には、正面より相手の攻撃を受けることであり、一対一の勝負であれば相手と正対することが肝要だといえます。

スポーツにおける団体戦では、横からや後ろからの妨害を受け、不意を突かれた衝撃を受けるので、絶えず周りに気を配りながらプレーしなければなりません。さらに自滅的に怪我をする場合もあり、自分自身の不注意が招く油断としかいいようがない怪我もあります。

怪我を避けるための一番は「君子危うきに近寄らず」で、動かないことが一番ともいえますが、勝負の世界は、そうもいきません。

武道やスポーツを行う際に、まず怪我をしない身体づくりを行うことは、基本中の基本といえるでしょう。

腱引きによるケガ学では、以下の項目で構成されています。
①怪我をしない身体づくり
②怪我をした時の対処方法
③怪我の回復を早める養生法

2 運動を脳科学で考える

運動を脳科学で捉えてみれば、次のように表すことができます。

「プランニング」→「プログラミング」→「エグゼキューション」→「フィードバック」

この繰り返しが行動となります。

この流れを一言で説明すると、思考と行動はいつも一緒ということになります。特に大脳基底

運動のメカニズムと代償運動

動作をプランニングし、実行のためのプログラムを組む。そして、実際に実行（エグゼキューション）した結果をフィードバックすることでプランニングに活かす。この正常な循環（実線）が何らかのトラブルによって、無意識にトラブルを避ける代償運動をプログラミングしてしまうところから、代償運動のエグゼキューションが動きや身体の歪みを生じさせ、それをフィードバックするという悪循環（点線）を生み出してしまう。多くの人が無意識にこの悪循環を起こしている。

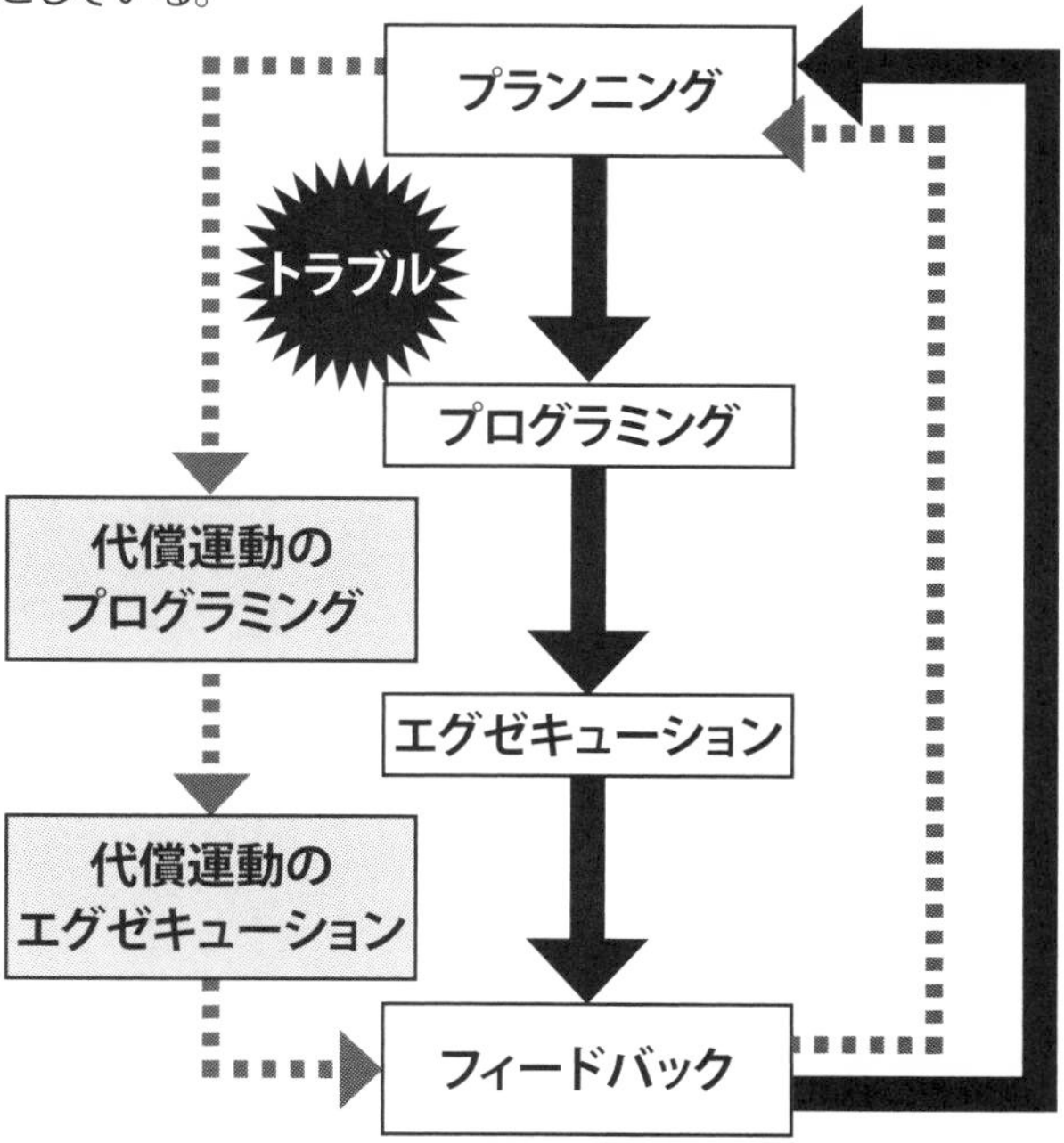

※例えば、「手首の痛み」というトラブルによって、無意識にそれをかばう代償運動がプログラムされ、実行されることで当初のプランとの齟齬が生じる。それを埋めるための無理をフィードバックすることで、身体が歪んだり、筋肉がロックされるため、例えば「肩が上がらない」という悪循環を生み出してしまう。

核に収められた記録によって、小脳は素早く反応をします。このことから身体の動きは、トレーニングすればするほど、筋連携が取れて素早く動くようになります。

そして何よりも代償運動について様々なケースを想定することができるようになります。

〝代償運動〟とは、動かなくなった筋肉を他の筋肉で代償させることで、損害を最小限に抑えようとする人間の本能的行動です。たとえば足関節の捻挫の時、足首をロックして歩行したり、ケンケンで片足移動したりする、この行動プログラムが代償運動です。

そして、日常的なトレーニングでは、大きな動作を何回も繰り返して行うことにより、精神的に圧倒されても委縮した行動に出ないで怪我を最小限に留めることができるようになります。

脳から武道やスポーツの行動を科学すれば、以上のようになりますが、身体の組成はそうはいきません。

3 ケガ学から見た栄養学

怪我の予防を身体の組成から捉えると、まず「闘う体を作る栄養学」が必要となります。それも腱引きの考えるケガ学の一部といえます。

骨を強く、筋肉を柔らかくすることが理想であり、何を摂取するのかによって、理想形に近づくことができます。

骨を強くするためには、身体運動として小刻みなジャンプが理想的ですが、運動面だけでなくビタミンCとマグネシウムの二つを含む食事、もしくはサプリメントに注目をしています。この二つにより、体内でデトックスが行われ、細胞が活性されることによって、骨が強化されます。

マグネシウムは体内にある300種類以上の酵素の働きやエネルギーの産生を助けているといわれています。血液循環を維持するために働くほか、神経の興奮を抑える、血圧を調整する、筋肉の収縮などの非常に重要な働きにも関わっています。

さらにはカルシウムと密接に関わり、骨や歯の形成に大切な役割を果たし、骨に弾力を与え、しなやかで丈夫な骨を形成します。

次に、血圧の上昇を抑えて高血圧を防ぎます。そして、筋肉の収縮や血の固まりにくさにも関わっており、血栓の発生を防ぐため、心筋梗塞や狭心症のような心疾患を防いでいます。

また、細胞のLDLコレステロールの取り込みを促進し、血中のLDLコレステロールを減少させることで、動脈硬化を予防します。

さらに、神経の興奮を抑えて神経伝達を正常にするため、精神状態を安定させる効果もあります。

ケガ学から見た栄養学は骨と筋肉を中心に考えていきます。

4 ケガ学から考える怪我を防ぐ運動

ここまで運動と栄養という側面を通して、怪我をしない身体の準備は整いつつあります。そして、後は足腰の強化となります。

重要なことは、いつも体重情報を脳に上げることであり、どんな状況においてもバランスを整えることができる体幹を作ることです。

具体的には、膝を高く上げた足踏み、反復横とび、倒れる身体を支えるように壁押しなど腕や脚を使って衝撃を吸収するトレーニングを基本動作として行うことが効果的と考えています。この基本動作を行うときは、靴を履かずにはだしで行います。

そして、この準備運動を経て、その武道や競技などの独特のトレーニング法に従ってトレーニングしていくことになります。

これが怪我をしない身体づくりに繋がっていきます。

我々は、「てこの原理」を用いることによって、身体に様々な動きをさせています。ここで意識しなければならないのは、作用点と作用点距離、支点と力点距離、力点の関係です。「てこの原理」はご存じの通り、「てこの棒」によって、小さな力を増加させて大きなものを動かしています。この「てこの棒」となるものが骨であり、負荷量が増せば骨は耐え切れなくなり、骨折を引き起こします。

そうなる前に筋肉は骨を包み込んで硬直します。この脳による一瞬の判断によって、怪我を未然に防ぐことが可能になります。ただ、不意を突かれると、この判断が出来ずに怪我をすることになります。つまり、脳に油断を与えないトレーニングも必要となってくるといえます。

5 脳科学から考察するトレーニング

ではどのようなトレーニングを行うことが効果を生むのでしょうか。それは「動体視力を上げる」ことだと考えています。

動体視力とは、一秒間に何回画像を脳に送れるかの能力です。ビデオカメラのシャッタースピードと同じように考えることができます。

アナログ時代のTVは秒間16コマで動画を配信していました。これで我々は動画に見えたわけですから、シャッタースピードは1／80秒程度で秒間16コマが最低のスピードと考えられます。

脳の画像処理能力を上げることにより、脳はより多くの情報を得られ、鮮明に相手の動きが見えてきます。

このビデオカメラでシャッタースピードを1／80秒から1／2000秒にすれば、相手の動きの細かい情報を、より詳細に取り込むことができます。そしてこの画像のコマ送りを脳内で25倍速に上げることによって、一瞬に起きていることでも、相手の動きはスローモーションのように目に映るようになります。

川上哲治の「ボールが止まって見える」というエピソード、イチローがワンバウンドのボールを瞬時に対応して打つことができたことも、常人以上のシャッタースピードとコマ送りの早さが身に付いているからだと考えることができます。

実際に緊急事態となった脳は演算スピードを上げて、危険を回避します。交通事故などで弾き飛ばされたときに、周りの景色がスローモーションのように流れて行ったと多くの証言が物語るとおりです。

緊急事態となった脳を、試合に再現できれば、相手の攻撃も自分の危機的な状態もスローモー

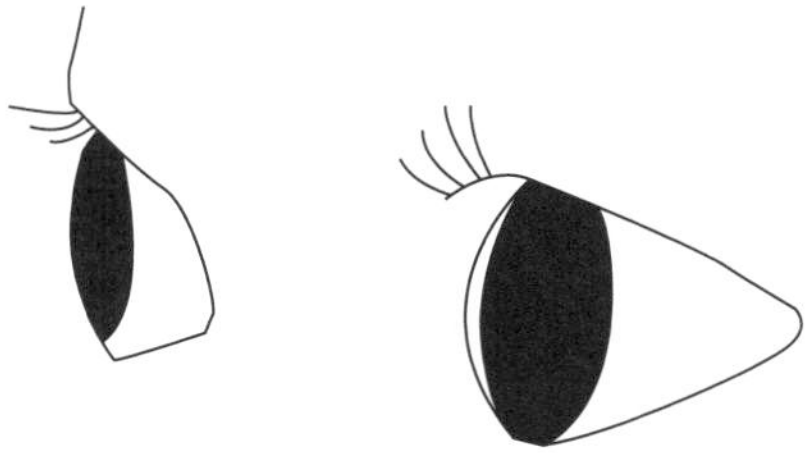

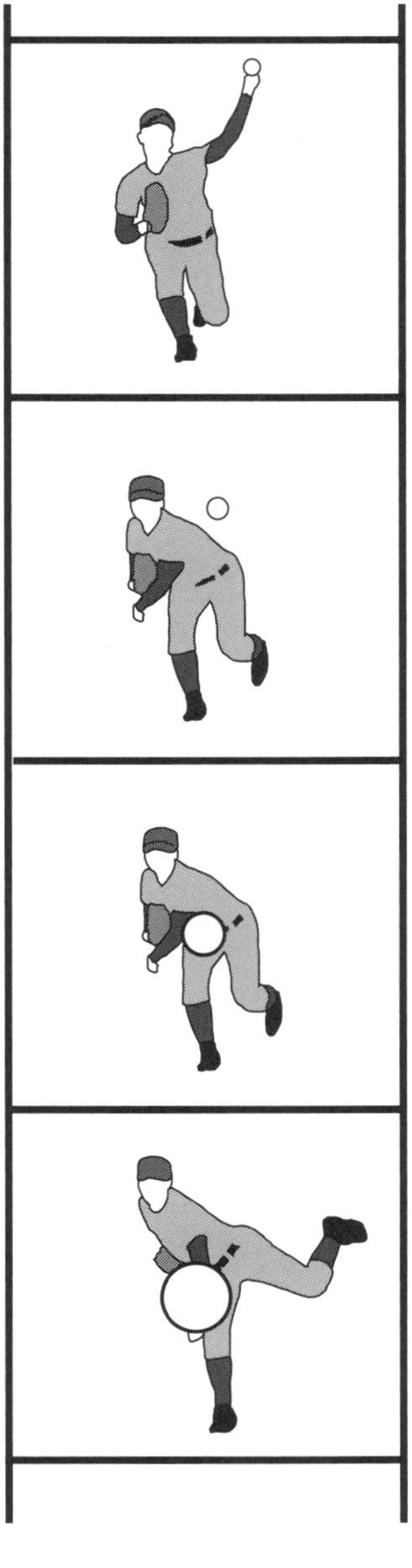

ションとして捉えることができ、素早く対応できるはずです。

このため、近距離でのキャッチボールなどは動体視力を上げるトレーニングになります。

そして、危機的な状態の衝撃を受けた時、〝受け流す〟柔軟性を身につけることです。受け流すためには、どんな状況にも動じない精神と身体が必要になります。衝撃に逆らわない精神性を保つために禅やヨガを行うと共に、太極拳の様な円運動などの受け身を覚えることは、衝撃を受け流すために理に適っているといえます。

筋力を蓄えることが怪我から身を守ることではなく、筋連携を無意識下でも発揮できることが重要だと考えています。

6 ケガ学から見た対処法

実際に怪我に遭遇した場合はどのような対処法があるのでしょうか。

まずどのように対処するか!?という、一次救済がその後の養生にかかわってきます。

まず、傷を負った時は、止血をします。四肢の骨折の場合は、痛くないポジションに、添え木等で固定します。頭蓋から脊髄の損傷に関しては、動かさずに救急車を呼ぶことです。靭帯断裂、筋肉断裂についても同様な処置が必要となります。緊急時には西洋医学的に、固定をして冷やしますが、腱引きは最終的に「温める」ということを重視しています。

たとえば、挫きは、すべての処置の後で、腱引きによって腱の位置を戻し温めます。

この温めが、腱引きの養生において、重要になります。古来、武芸者の怪我が起きた時に、活法では筋を戻して温めるということを行ってきました。これは、次の闘いに備えるために武芸者は十分な養生をしたということを示しています。

現代のスポーツにおいても同じように、次の試合のために養生することが目的になります。西洋医学では手術を行い身体にメスを入れますが、腱引きは徒手療法で回復させていきます。

腱引きのケガ学では、養生に必要なことは、痛みをとることだけでなく、「次の闘いに備えるための身体に戻すこと」だと考えています。

養生を重視するのは、そのためであり、温めて回復に向かわせることにより、細胞が活性します。温めることで、細胞が正常に回復する方向性を示すばかりでなく、精神的な安定にも寄与しているからです。

7 腱引きの処置の圧倒的な違い

腱引きのケガ学による処置では、松葉杖をついてきた方が、施術後にジャンプをして、走ることも可能になります。通常の西洋医学的な処置では、3週間の安静が必要とされますが、武道家、アスリートとなれば、鍛錬のブランクは当然筋力を落としてしまいます。

この圧倒的な効果の差は、どこに違いがあるのでしょうか。

西洋医学では、固定による経過観察や保存療法などのホメオスタシス（その内部環境を一定の状態に保ちつづけようとする傾向）の発動を待つ治療方針で、個人の回復力に左右され、なかなか治癒に向かっていきません。一方、腱引き療法は積極的にホメオスタシスを発動させる治療を行います。その結果、可塑性（固体に外力を加えて変形させ、力を取り去っても元に戻らない性質）が発揮され、即座に治癒に向かっていきます。これが、治療結果の圧倒的な違いとなって現れるのです。

そして、身体全体のアライメント（均衡）を理想的な状態に持っていくことによって体は急激に回復に向かっていきます。西洋医学のように痛みを発症させている部位ばかりの治療でなく、腱引き療法のケガ学においては足、腕、胴回りなどのユニット単位の修正によって改善を目指します。また、「運動指導」によってアライメントを維持させることも、ケガ学が必要とする予後治療です。

近年、細胞の活性に「ヒートショックプロテイン」が注目されていますが、我々日本人の治療法である湯治法は古来より行われてきた一般的な養生法です。また、滋養を高める食事法によって回復をめざすことなどは、怪我が死に直結していた武家社会ならではの医学であったといえます。

この当時のことを考えると腱引きのケガ学とは西洋医学を凌駕していました。それは現代においても譲るところではありません。

腱引き療法におけるケガ学は、生体力学や生理学的な裏付けを元に処置法を構築しています。腱引き師であれば、誰もが理解し、用いることができるそんな総合学問がケガ学です。

次項から具体的な例に触れながらケガ学を深めていきます。

■

正常な動きのシステムを回復するための「運動指導」

ここでは、代償運動による動きの悪循環を解消するため、
腱引きで推奨される「運動指導」の実例をいくつか紹介しよう。

つま先立ち

【効果】足の指の付け根にある関節は、立ち上がったときに、伸筋と屈筋が等尺性収縮を起こして、体幹の維持を図ろうとします。

足という末端の部分から、正しく全身の体重情報が脳に上がっていくことで、脳に正確な運動の指令を出させることができ、捻挫、腰痛の予防に効果があります。

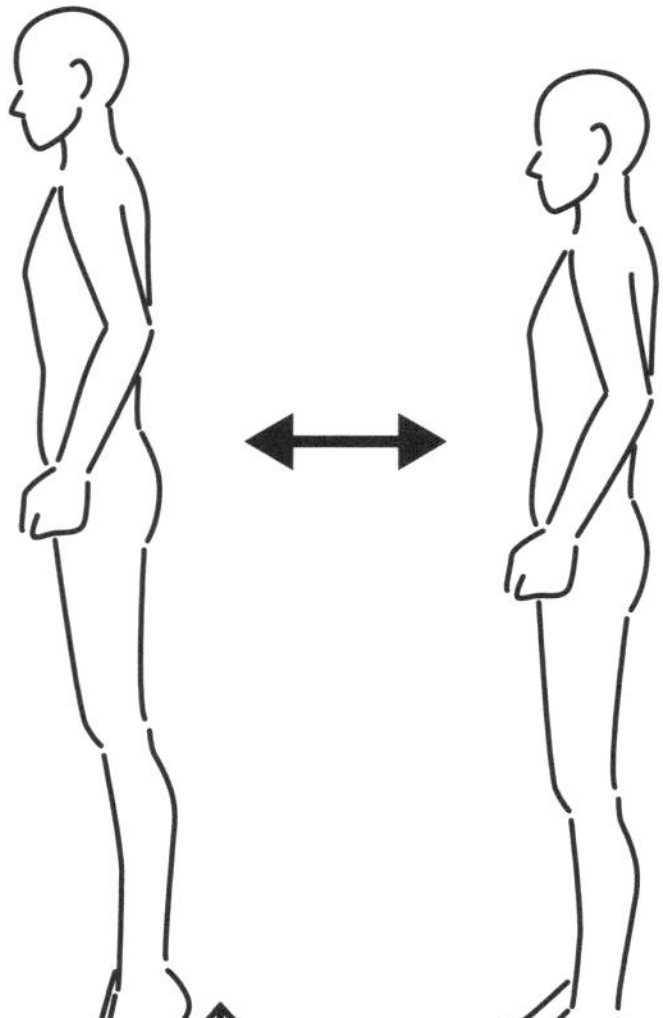

①両足をそろえて立ちます。
②両足をそろえて、かかとを上げ、つま先立ちをしましょう。
③「立つ→つま先立ち→立つ」を5回ワンセットにして、一日5セット行いましょう。

スパイラル運動

【効果】 スパイラル運動は、脳幹まですべてのインナーマッスルを使って、体幹を作り、内巻きに体幹を整えます。また、柔軟性を高める効果があります。
　例えば、運動前と後で「前屈」をしてみることで、効果を確認することができます。

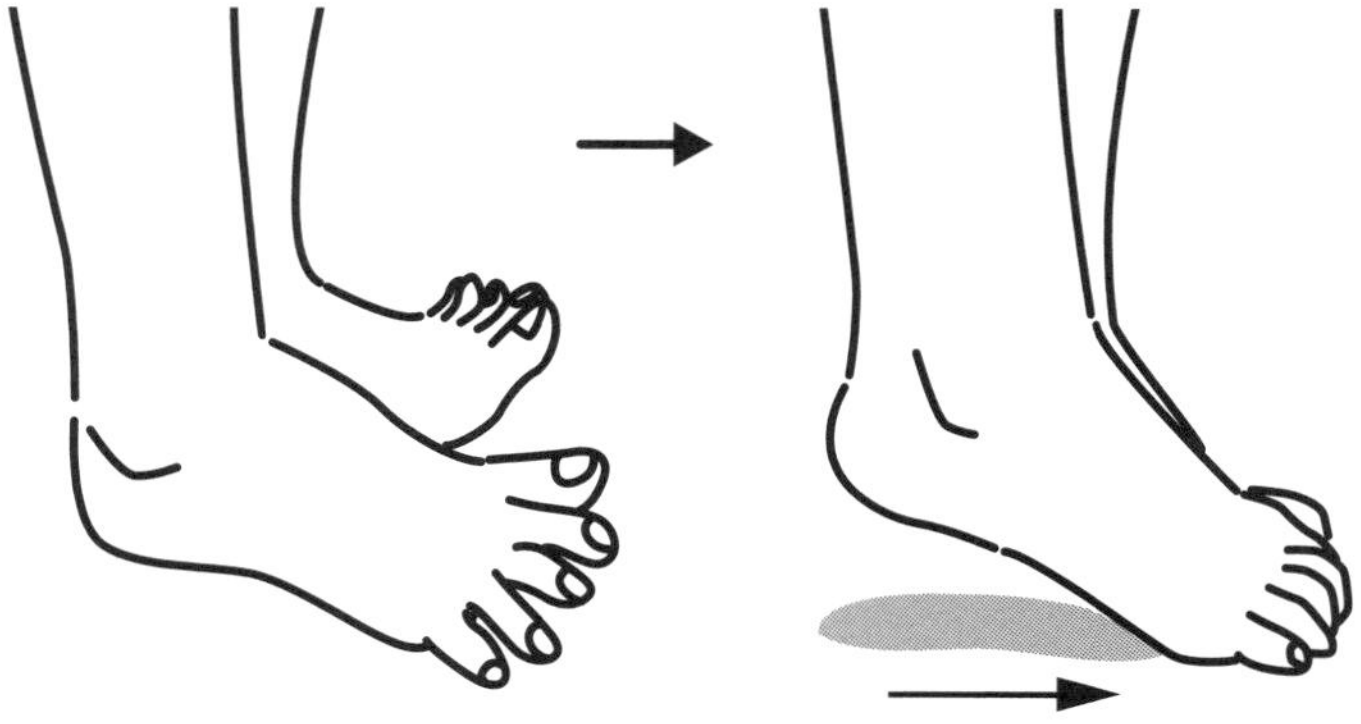

①両足をそろえて立ちます。
②足の指を広げてパーを作り、そのまま指を前に伸ばします。
③地面に足の指がつくと同時に足の指をグーにして、かかとを上げて前に移動します。
④前に30センチほど移動するのを1セットとして、3セット行います。

Chapter

2

捻挫のケガ学

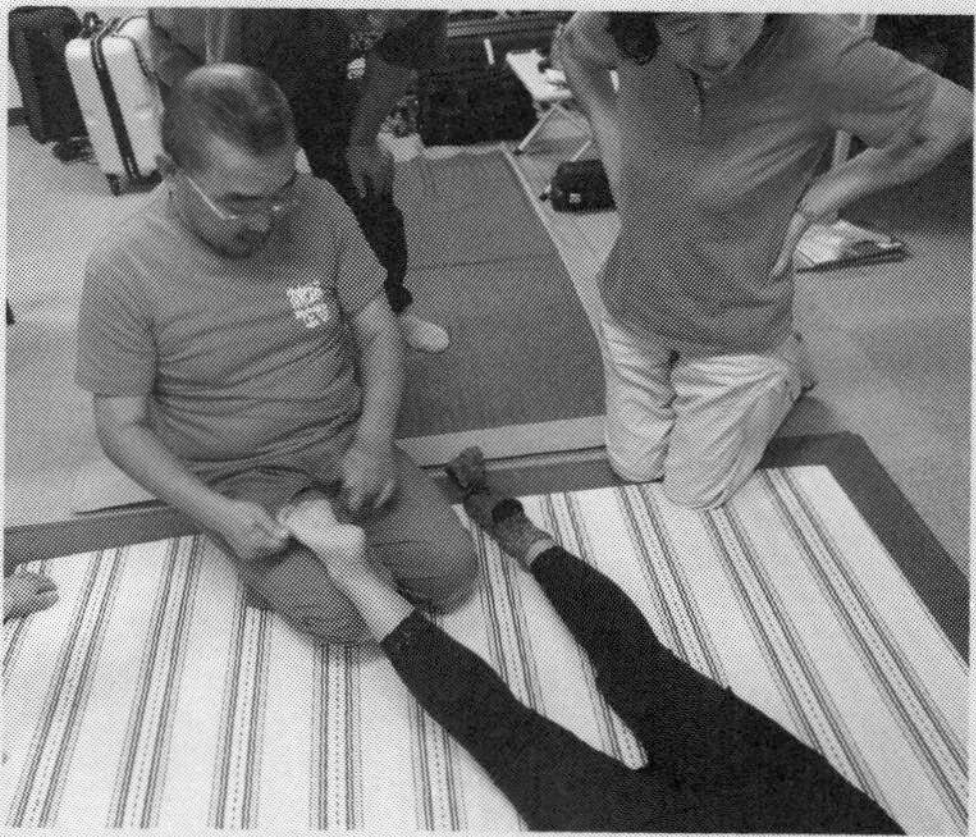

「捻挫《ねんざ》」、または「挫《くじ》き」は、関節にその関節の許容範囲を超えた動きが与えられたためにおきる損傷の一つです。

多くは患部に痛みと腫脹《しゅちょう》（腫れ）、熱感を伴い、一般的な用語として多用されていますが、医学用語としては更に損傷部位を限局し、「〇〇靭帯損傷」と呼ばれています。

捻挫とは文字通り、関節を「捻《ねじ》り挫《くじ》く」事をいい、骨と骨を繋ぐ可動部関節周辺部位の損傷、関節を包む関節包や骨と骨を繋ぐ靭帯及び軟部組織（内臓・骨以外の総称）を損傷した状態を指します。

関節に対して、生理的可動許容範囲を超えた動きが強要された結果、関節周囲の組織の損傷は大なり小なり必ず起こり、多くは損傷に連動して患部に痛みや腫脹、熱感等の炎症を引き起こします。

また、理論上、関節がある部位なら場所を限定せず全身に起こりますが、現実的には〝起きやすい関節、起きにくい関節〟があります。

ぎっくり腰やムチウチの一部は、それぞれ腰椎・頚椎捻挫を起こした状態と定義されています。

しかし、大半は、関節ではなく単なる筋肉の障害の場合が多く、捻挫とはいいがたいものが多いようです。

また、捻挫と同じく、関節に許容範囲を超えた動きが与えられたためにおきる損傷として、「脱臼・亜脱臼」があります。捻挫は、骨の位置関係に異常がなく、関節面が完全に接触を保っています。亜脱臼は関節面が一部接触を保っていますが、脱臼は関節面の接触が全く失われている状態を指します。

捻挫・脱臼・亜脱臼には、このような違いがありますが、脱臼・亜脱臼を整復した後の症状は、重度の捻挫と変わりないため、交通事故や労働災害など金銭が絡む補償の問題から、しばしば1次診察医療機関と2次診察医療機関の間で論争を引き起こしています。

また、「突き指」は指における捻挫の一種であると定義されています。

2 足関節の捻挫　応急処置の基本はＲＩＣＥ!?

これまでの捻挫修復の考え方は、捻挫になった時、骨折・腱断裂などの疑いがあるため、まず初めに医療機関によるレントゲン・エコー検査を行うことが一般的です。その結果、骨・腱などに問題がなければ「ＲＩＣＥ処置」（次頁参照）となる訳です。

ＲＩＣＥ処置は捻挫・打撲・肉離れなどの怪我に対して行う応急処置の基本とされ、怪我をして

〔応急処置の原則：RICE 処置〕

・レスト Rest　(安静)

動かすと怪我をひどくする場合があるので、とにかく安静にし、骨折や重度の捻挫の場合には、患部を木などで応急固定する。怪我をした直後は見た目に平気でも、腫れは遅れて出るため決して歩かない。

↓

・アイシング Icing　(冷却)

冷却して炎症の広がりを抑える。怪我をした直後、まだ患部が腫れてこないうちに冷やしはじめれば効果は大きく、遅くとも 30 分以内が効果的。

↓

・コンプレッション Compression（圧迫）

アイシング同様、腫れや内出血を最小限に防ぐ目的で行う。盛り上がった靭帯の端と端を近付けて、靭帯が治癒するのを促す。アイシングと同時に行うと良いとされ、氷を患部に当て、伸縮包帯を巻けば良いとされ、圧迫するだけにして、決して患部をもんだりしない。

↓

・エレベーション Elevation（挙上）

患部を心臓より高い位置に保てば、血液やリンパ液の流入を抑えて、流出を促進することができ、腫れを抑えることができる。足首や膝なら足を高くして横になる、腕なら三角巾でつるすなどの方法がある。

〔腱引きケガ学　応急処置 検診腱養〕

◎インスペクション INSPECTION　(検査)

骨折の有無、靭帯の損傷程度を、観察と聞き取り、触診によって検査する。

↓

◎ダグノシス DIAGNOSIS　(診断)

検査によって得た情報を元に、原因を推定して、調整方法を構築する。

↓

◎トリートメント TREATMENT　(腱引き)

滑液を流して腫脹の解放をする。第三腓骨筋と長趾伸筋の小指の腱をスプリット（分裂）させる。次に足首を伸展させる。調整後、再確認、再調整を繰り返し、残った問題点を一つひとつ調整していく。

↓

◎ヒーティング＆ムーヴ HEATING＆MOVE（養生）

体液の流れを改善するために患部を温める。可動域の保持のため、痛みを除去した後は、積極的に動くように運動指導を行う。動くことによって、体液の循環が促される。

すぐこの処置を行うのと、行わないのとでは、〝治りの早さが全然違う〟とされています。

しかし、このＲＩＣＥ処置を何の疑問も無く実行した結果、競技生活が終焉した方、後遺症で悩む方など問題を残していることに気付かされます。

経過観察と自然治癒では、日常生活に於いての痛みは消えるもののバランス等に問題を残し、可動域の制限などの障害に悩まされる結果となります。

そして、ＲＩＣＥ処置と一緒に頭に入れておくこととして、血管を広げて血行を良くする作用があるためケガをした日、できれば3日くらいは、〝入浴と飲酒はやめたほうがよい〟となっています。

腱引きの捻挫修復は、その場で修復をめざします。戦国時代に戦で負傷をして、動かずに安静にしていては、命はありません。自力で逃げることができることを目標にしています。

そもそも、西洋医学の〝冷やして2〜3週間安静にしていれば治る〟というのは治療ではなく、自己治癒力による修復だと考えています。

3 痛みの発生とバランス感覚

足関節捻挫を発現した際、患部だけの状況は、以下のようになっています。

【図 1】捻挫でロックされる距腿関節

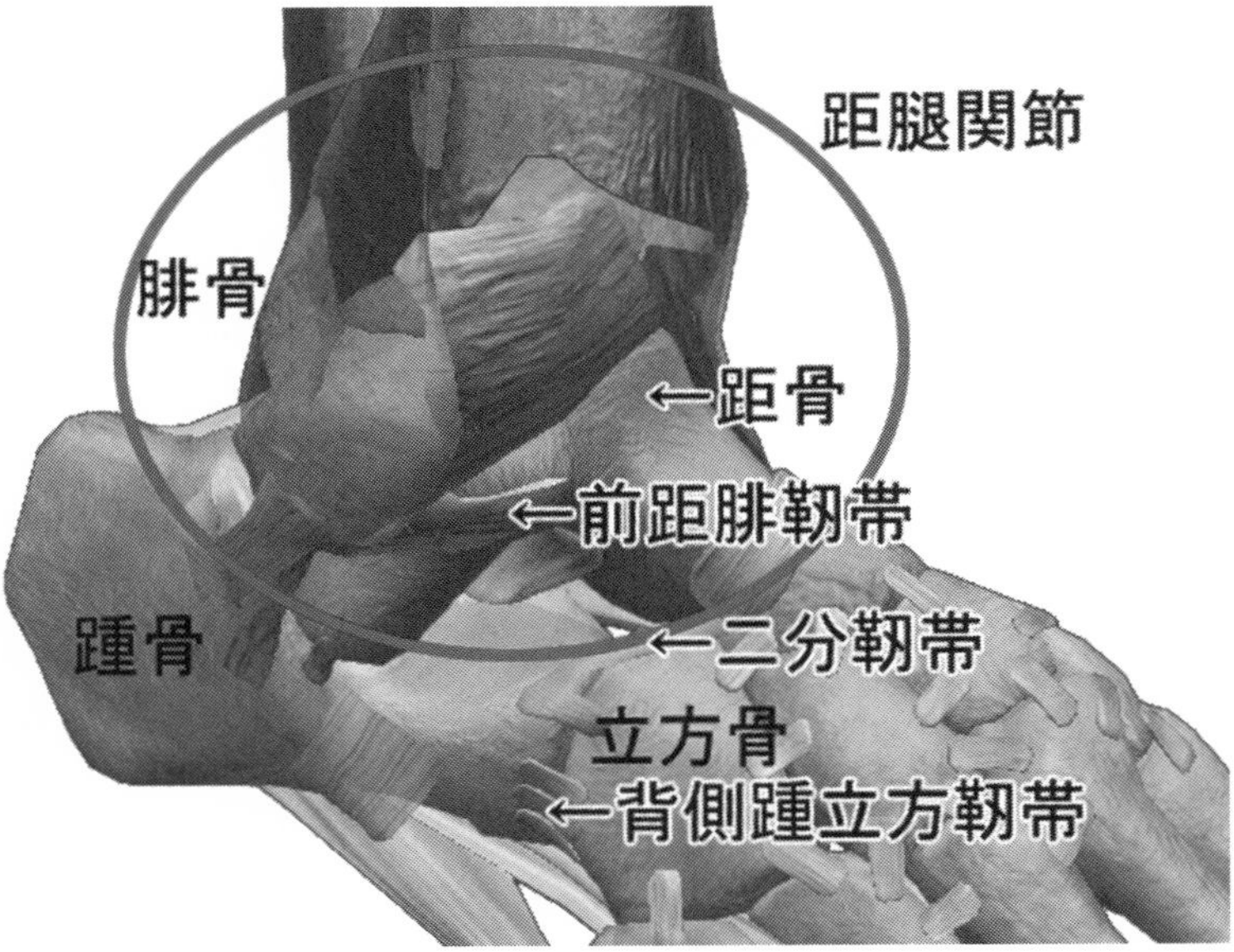

下腿部の脛骨・腓骨と直接、足をつなぐ大きな骨（距骨）との接合部が距腿関節。

1．靭帯が伸びる、または切れる。
2．周囲の血管が切れ、皮下出血して腫れる。
3．発痛物質の生成が行われる。

1．の靭帯が伸びた時に固有受容器の感覚低下（機能的）が起き、それと同時に筋紡錘の伸長によって長腓骨筋と短腓骨筋が収縮します（前頁図1参照）。これによって距腿関節はロックした状態となり、足首の伸展、特に背屈が難しくなります。このロック状態から足首を動かそうとすると「痛み」という感覚が湧き上がってきます。この感覚を脳に伝えるのが発痛物質と言われ、発痛物質には、アセチルコリン、ヒスタミン、セロトニン、ブラジキニン、カリウムなどがあります。

本当にそれだけでしょうか。腱引きのケガ学では、〝求心路[注1]による体重情報が間違って脳に送られている〟と考えています。この間違った体重情報によって、通常の筋肉活動は行われず、平衡感覚を維持するために、使わなくてもよい多くの筋肉が動員されるのです。

【注1】求心路：求心路とは刺激を感じた受容体から、脳へ刺激情報が伝達される末梢または中枢神経系の痛覚伝導路をいう。

脳は絶えず足底から上がってくる情報に敏感に応え、誤情報であれ、正確に対応しています。この情報源を正しいものにしなくては、捻挫は修復されず、後遺症として残る結果となってしまいます。

4 捻挫の損傷を時系列で追う

それでは、足関節の捻挫の損傷を時系列で追ってみましょう。

足首を内返しで挫いた時に脳に向かってエマージェンシー（emergency）が発令されます。この発令場所は、足首でなく三半規管からの第一報が中脳に、そして大脳皮質の頭頂葉にある体性感覚五野に伝達されます。

同時に、足首では、腓骨筋群が伸ばされたことによって、腓骨筋群の筋紡錘からエマージェンシーが小脳に向けて発令されます。この命令が脊髄に到達した時、脊髄からは腓骨筋群の収縮の命令が発動され、脳を介さない独断専行によって損傷部位の保全が行われます。

足首からのエマージェンシーが小脳に到達し、運動前野に足首の危機的状態が通報され、第一体性感覚野（primary somatosensory area, SI）と第二体性感覚野（secondary somatose-nsory area, SII）に現状が報告されます。

SI、SII それぞれに「体部位の再現」があります。体部位の再現（somatoto-py）とは、脳の局所と各身体部位に点対点の対応関係があることを言います。体性感覚と運動の体部位局在があります。

よく使われる体部位ほど、対応する脳の局所も広くなるとされています。

ホムンクルスと呼ばれるヒトの体部位再現地図においては、顔や手指の領域が広く、それだけに足首の捻挫による損傷は、細かく評価されていると考えていいはずです。

中心後回[注2]の後部に上頭頂小葉という場所があり、前方に五野、後下方に七野があります。五野は体性感覚連合野と呼ばれることもあり、二野からの投射を受けて視覚と体性感覚の統合をしています。特に到達運動等との関わりが大きいとされています。七野は視覚が主でありますが、聴覚、体性感覚、前庭感覚の連合野であり、空間認知に関わっています。

【注2】中心後回：中心後回は大脳の外側面にある大脳皮質の『しわ』に挟まれる隆起した部分をいう。頭頂葉の最も前側に位置し、体の各部位から体性感覚の入力を受け取る領域とされ、一次体性感覚野とも呼ばれる。

島皮質[注3]は、痛覚の処理に関わっており、特に島前部が痛みの情動的側面、後部が感覚的処理に関わっていると考えられています。

【注3】島皮質：島皮質は大脳皮質の一領域とされ、脳の外側面の奥、側頭葉と頭頂葉下部を分ける外側溝の中に位置している。

足首を捻挫した第一報によってもたらされた結論は、足首の固定と荷重の制限です。それを履行するために足首を動かすと痛みによる制限を脳は実行して、足首固定を無意識で行うようにしています。

5 捻挫修復術に向けて秘伝公開！

・捻挫は、何故、三週間固定して置けば痛みが消えるのか？
・何故、冷やせば腫れが引くのか？
・足は何故、この筋肉が必要なのか？

腱引きのケガ学では、当たり前のことを当たり前として受け取る事に疑問を持っています。何故なら、腱引きのケガ学では怪我をしたら温めることを推奨していたからです。

そして、腱引きの昔からの捻挫修復術は、激痛を伴う〝押し込み技〟でした。激痛に耐えれば、その場で歩く事が可能となる事実が、適切な応急処置とはＲＩＣＥではないことを教えてくれています。

武士の時代、戦えないことは死を意味します。だから短時間で動けるようにする事が求められたのです。捻挫やギックリ腰が死に直結するなど今は想像も出来ませんが、そこには死という現実が

【図 2】捻挫修復術の狙い所

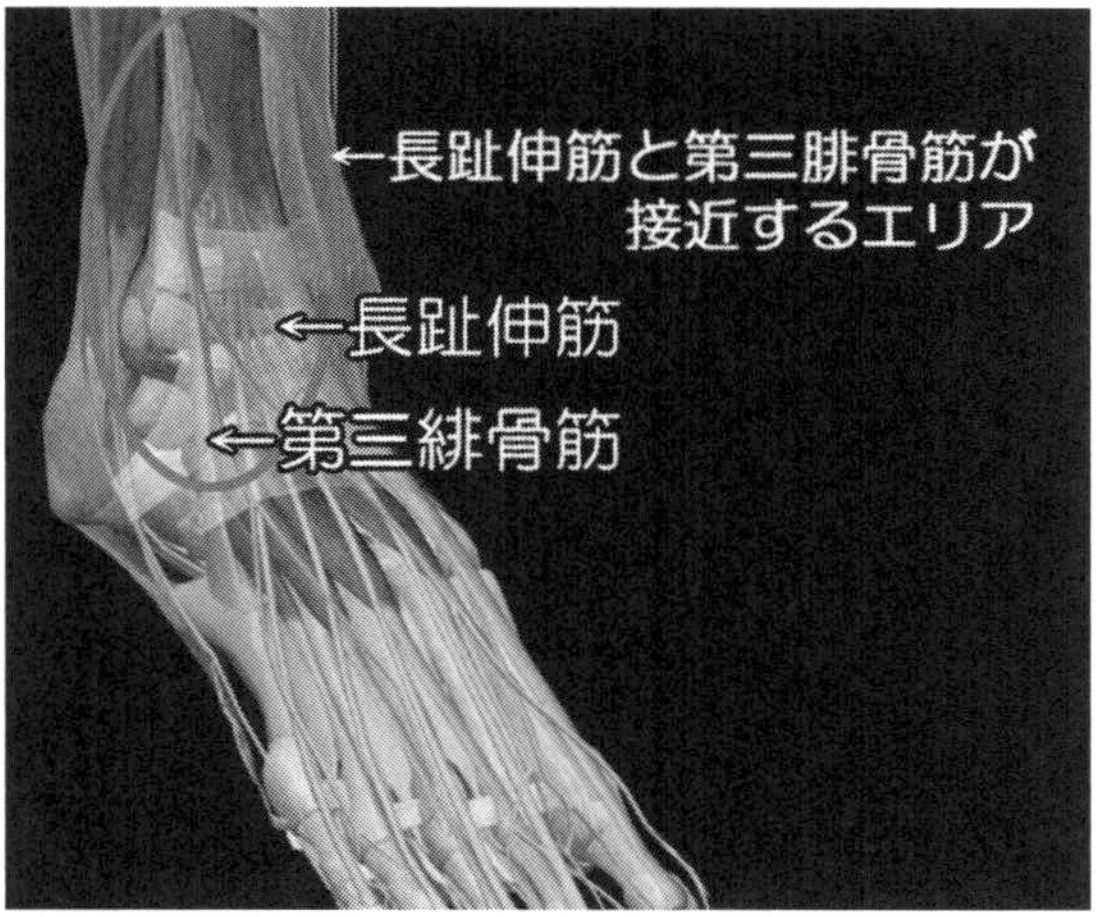

右図は足首周辺の主な筋や靭帯と骨との関係性。上記「長趾伸筋と第三腓骨筋の接近箇所には、足の外縁となる親指と第五指の中足骨につながる筋群が集まっている。

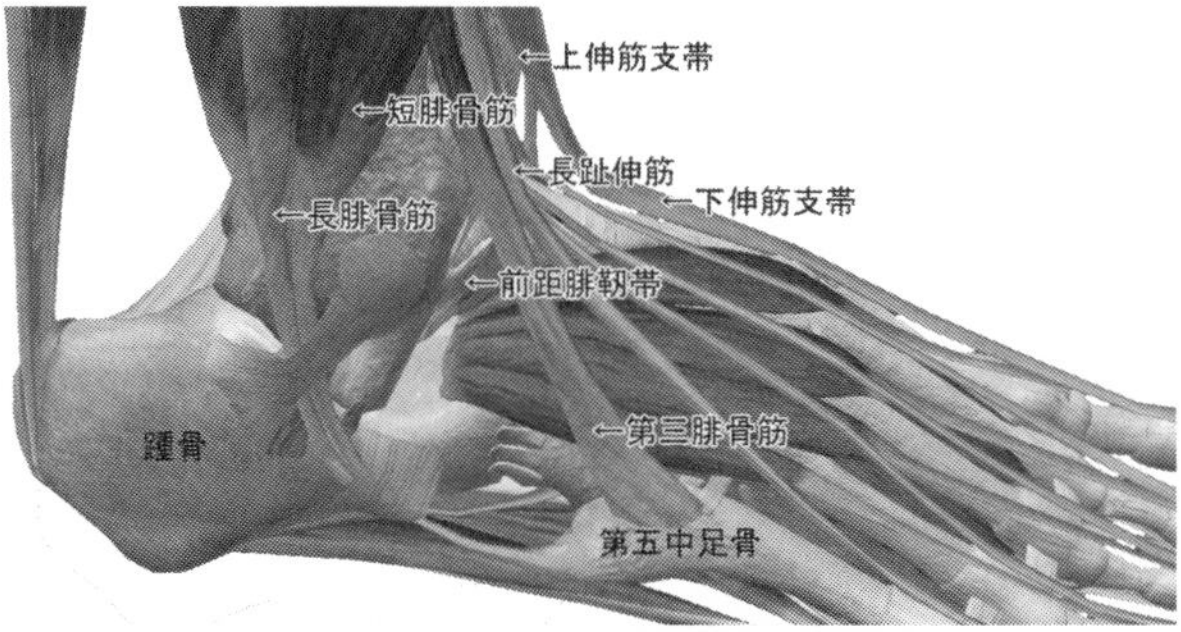

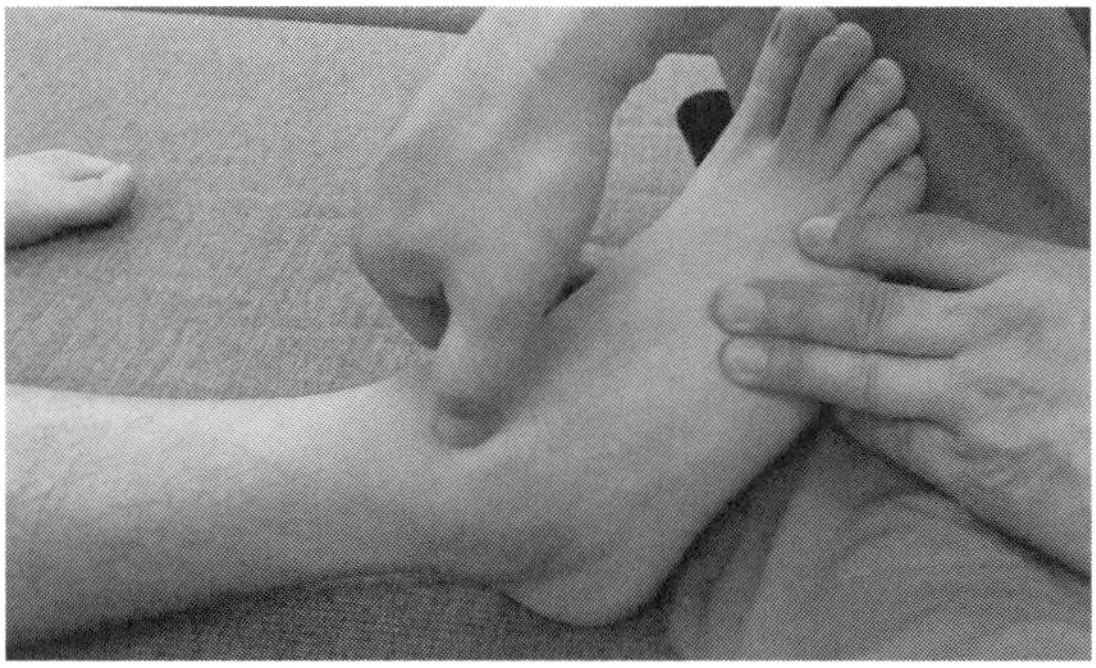

存在したのです。激痛さえ無ければ、捻挫修復術は誰にも受け入れられる、とんでもない技となり、アスリート達が明日の試合を諦めないで済む希望の技となります。

そこで、私が目を付けた場所は、伸筋支帯内の第三腓骨筋と長指伸筋の接近箇所です（35頁図2参照）。そこを引き離せば足首の自由度は上がるはずである、と考えました。そして、第五中足骨に付着する長短腓骨筋、小趾外転筋、足底腱膜の関係性も改善すると結論付けたのです。

痛みの原因を〝深腓骨神経〟と睨んでいました。そしてこの神経ルートは、距骨の上から二手に分かれ、一方は親指に、もう一方は立法骨（第四指と第五指の中足骨と踵骨をつなぐ骨）に付着しています。距骨と立方骨を結ぶ靭帯はなく、一緒に動くことはないことにも注目しました。この二つの骨を追っていくと、靭帯は踵骨を介して間接的に連動するようになっていることに気づかされます。そして、第五中足骨も関係してくることが判ります。

だから、腱引き療法（筋整流法）の捻挫修復術の狙いは〝第三腓骨筋〟となるわけです。長趾伸筋との伸筋支帯内の接近回避が、昔の腱引きの捻挫修復術で行っていた〝痛い押し込み技〟の正体であったと突き止めたのです。

これで痛みを伴わない捻挫修復術が完成となりましたが、単純にそれだけでは無いことくらいは、直感していました。だから、腱引き療法では、可動検査や衝撃検査を行って、二次傷害が出ないように運動指導などで導いてやる必要性を感じていました。

腱引きのケガ学では、脳の活動を予想して、神経ルートを精査し、アライメントを検討することを基本に、腱引き療法による改善を行えるような手技を開発しています。ケガ学とは、このベースになる総合学問なのです。

捻挫修復の細かな手技については、筋整流法の門を叩いて自分のものとしてください。

■

捻挫の予防運動

例えば、足の指の付け根にある関節は、立ち上がった時に伸筋と屈筋が等尺性収縮を起こし、体幹の維持を図ろうとする。前項で紹介した「つま先立ち」は、足という末端部から、正しく全身の体重情報が脳へ上がっていくことで、脳から正確な運動の指令を出させることができるので、捻挫・腰痛の予防に効果がある。

そのほか、本項では捻挫の予防となる２つの運動を紹介しよう。いずれも、セルフで行うこともできる。

足の骨間マッサージ

【効果】足の骨間マッサージを行うと、足のアーチが生まれます。アーチが生まれることによって、足のバネが回復し、外反母趾の予防にも効果があります。

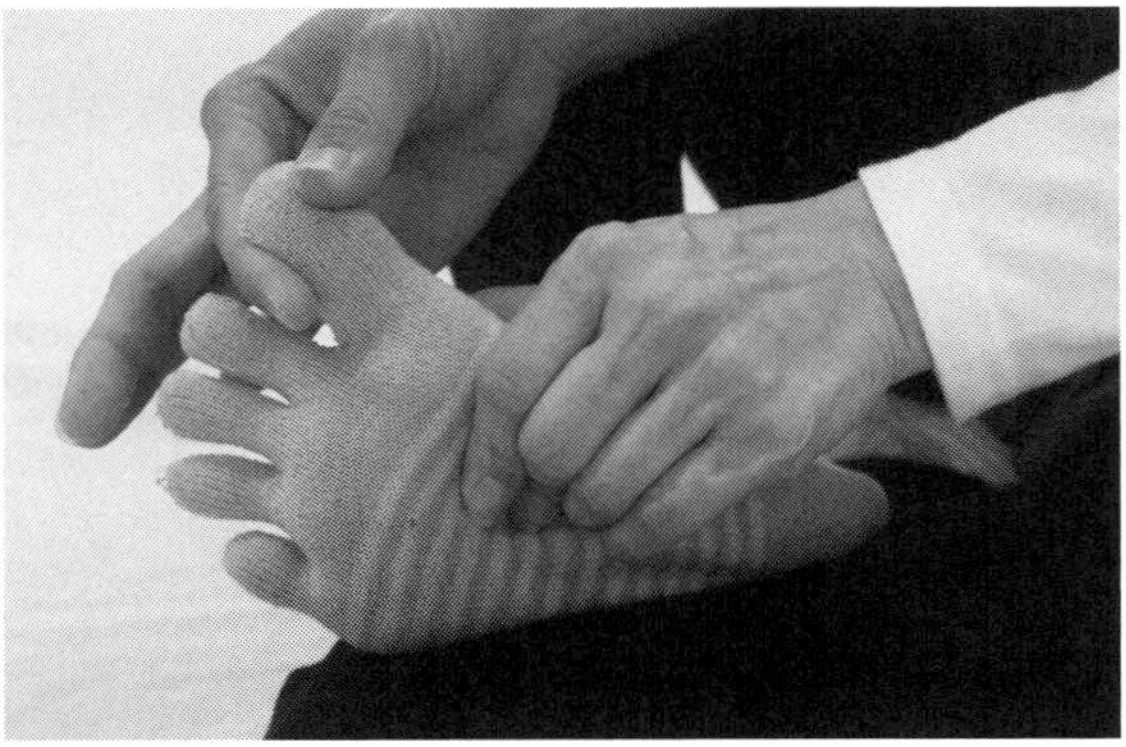

①足の指を確認しましょう。指先から足首に向けて、5本の足の指のラインがあります。
②親指を持ち上げ、第２指との間の溝を意識しながら、指で足裏をマッサージします。心地いい圧迫で行います。
③人差し指と中指の間
④中指と薬指の間
⑤薬指と小指の間
⑥片足ずつ行います。足がホカホカしてきます。

腓骨のさすり

【効果】 腓骨のさすりによって、長母指屈筋と腓骨筋群が正確な位置に戻ります。
ここには、脳へ体重情報を上げる求心路があり、正しい情報を脳へ伝えるための活性が行われます。したがって、これらの筋群を整えることが、捻挫などの予防に効果があります。

①くるぶしに親指を当てます。
②腓骨の後ろ側を5センチくらい素早く強くさすります。
③片足が終わったら、足を組み替えて、もう一方の足も行います。

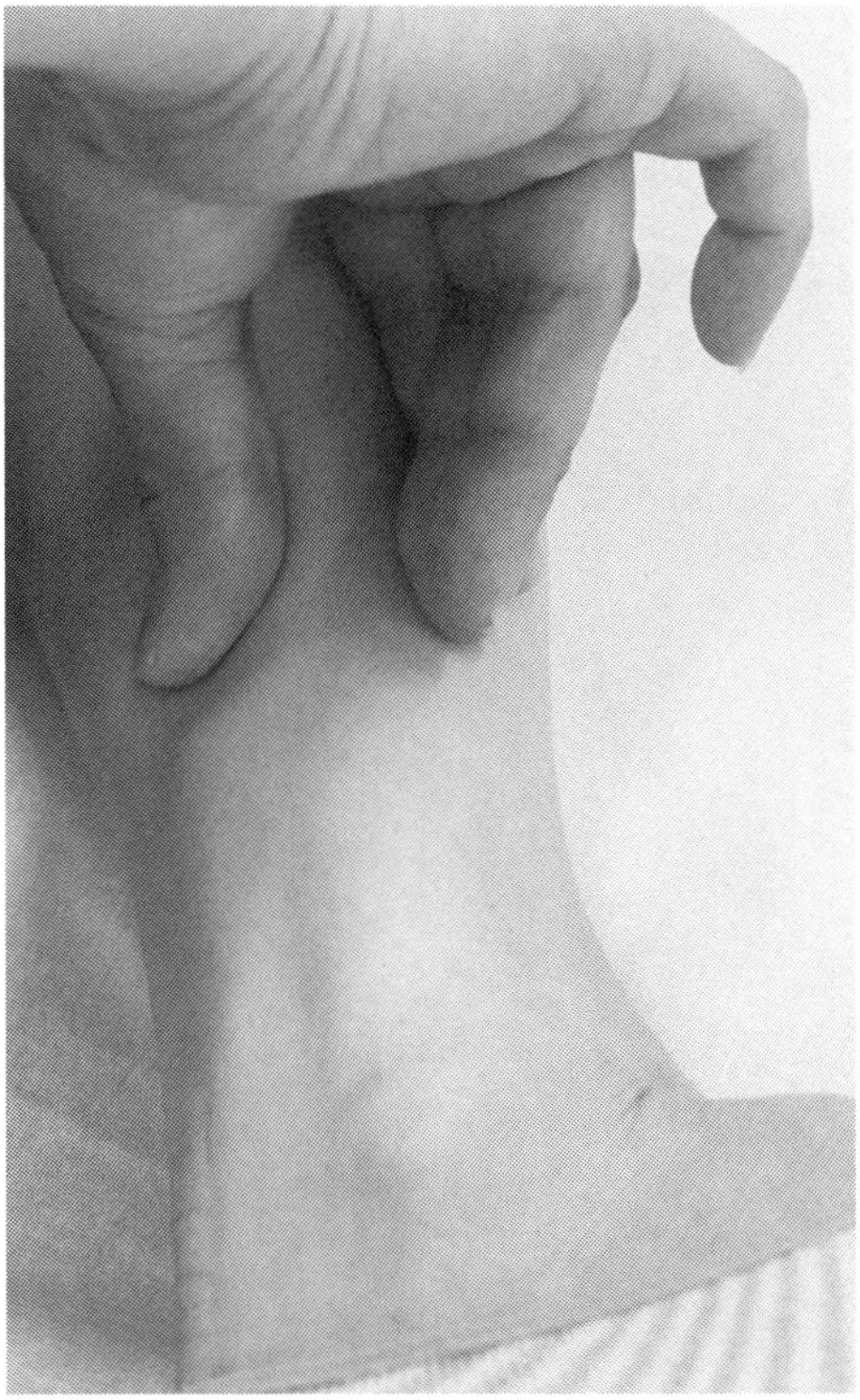

Chapter

3

腰痛のケガ学（その1）

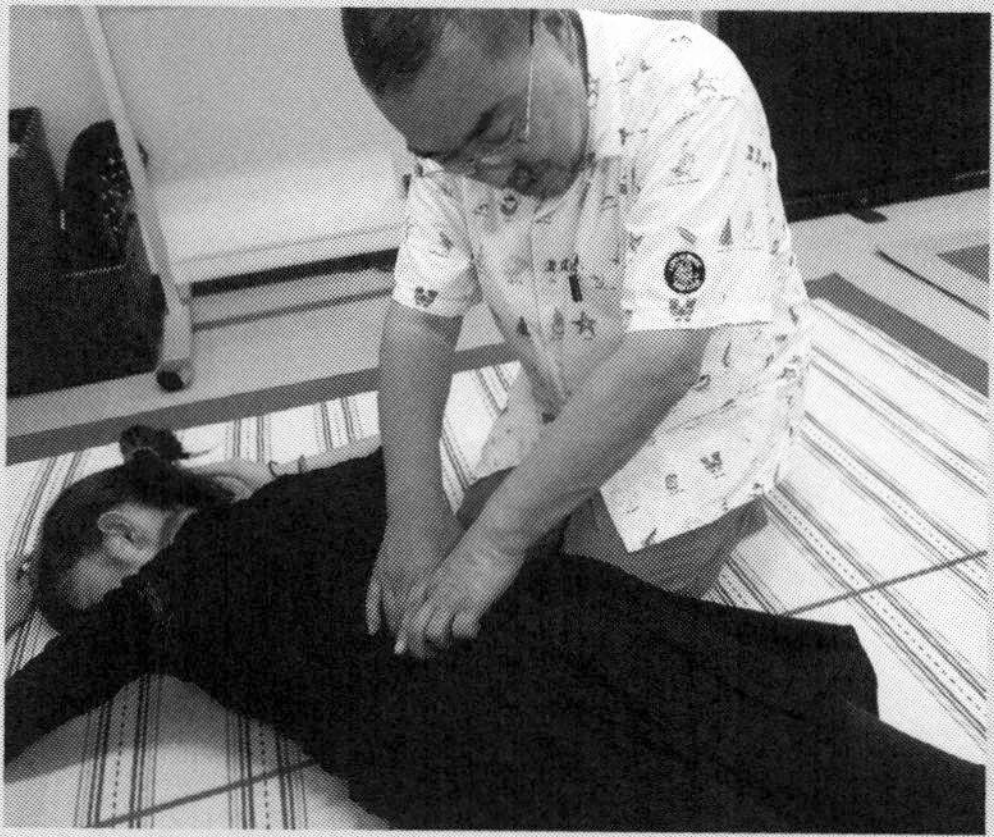

腰痛は、男性では1番目、女性でも肩こりに次いで2番目に訴えの多い症状で、その数は増加傾向にあります（厚生労働省の平成25年国民生活基礎調査）。

腰は、腰椎と呼ばれる5つの骨がブロックのように積み上げられて構成されています。腰痛の多くは、この腰椎への負担や、障害が起きることで発症しますが、その他にもさまざまな要因が腰痛の発症に関係しています。

インターネットなどでは、前記のように骨からの発症を第一に挙げていますが、驚くことに、腰痛のうち原因が特定できるものはわずか15％程度といわれています。

これが西洋医学の限界でしょう。国民の多くがこのことに納得し、信じています。なぜなら、画像診断による可視化がその説得材料となっているからです。そして、何よりも自分の病態について医師より詳しい方が多く、治療に来ても聞く耳を持たず、治療方針もそれに沿って説明しないと納得がいかないようです。

代表的なものには、腰椎が直接障害される圧迫骨折や椎間板ヘルニア、腰部脊柱管狭窄《きょうさく》などがありますが、その他についてはあまり詳しくはないようです。なぜなら、残りの約85％は、レントゲ

【図1】腰痛の原因特定はわずか15%

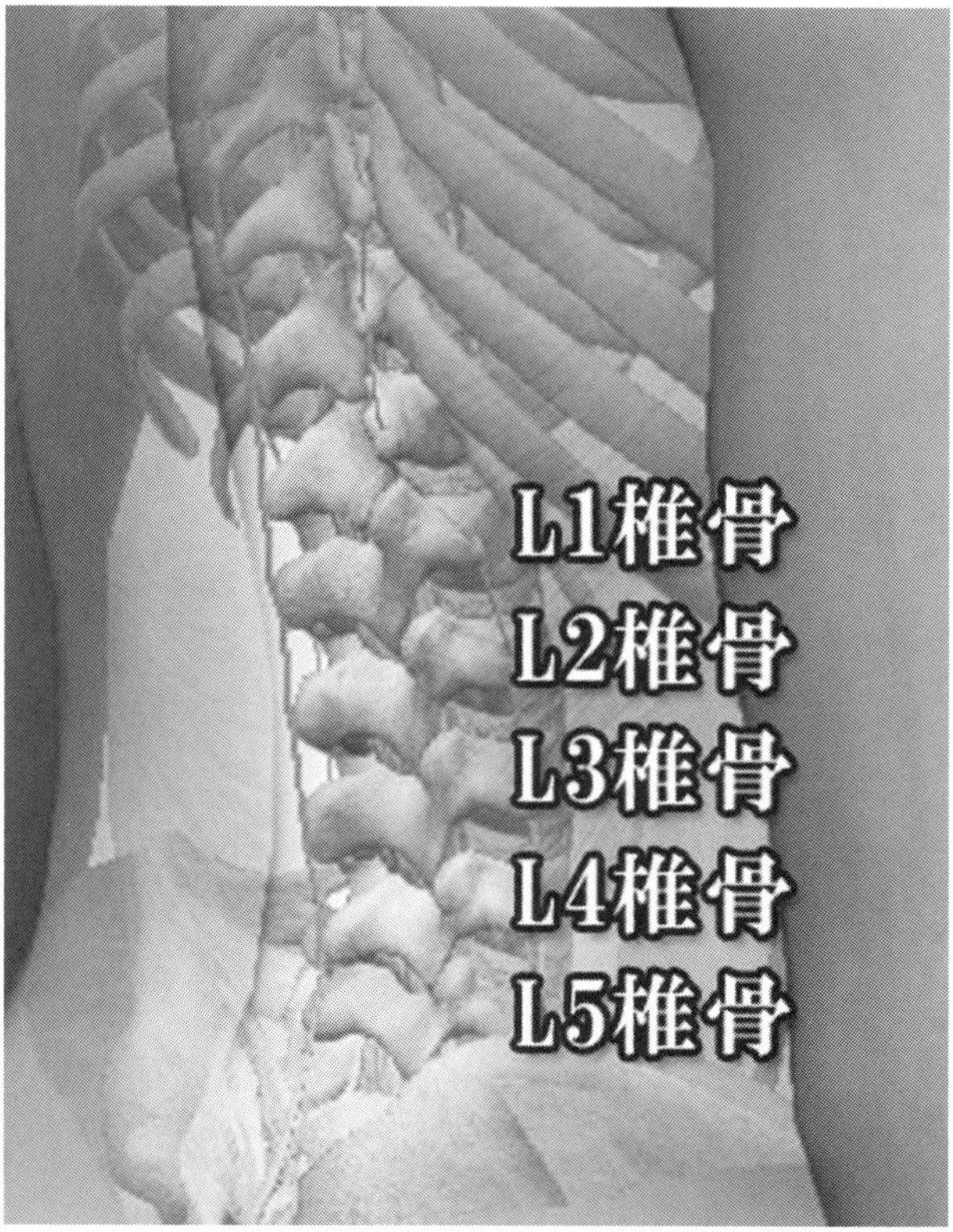

今や老若男女かかわりなく、悩まされる最大の傷病「腰痛」。その治療の多くは五つのブロックからなる腰椎とその関連する筋組織をターゲットとしているが、実は腰痛を引き起こす要因は様々。驚くべきことに、現代医学においてその原因が特定できるものは、全体のわずか15%に過ぎないという。

ンなどの検査をしても原因が特定できないといわれています。要するに、それらは医師による説明が行われない症状ということです。

腱引きのケガ学では、腰痛のきっかけとなった事象の聴き取り、バランスを見て、触診によって原因を追究します。その他、生活習慣、ストレスや不安、不眠など心の状態が影響していることも考慮に入れて、患者さんと会話を行うことによって腰痛ばかりでなく様々な病態に対応しています。

また、見た目にはわからない神経の障害については、腱引き療法では神経ラインと筋肉の関係を明らかにすることによって痛みの原因を取り除く手技につなげています。

2 原因が特定できる腰痛

腰痛は、急性と慢性に分けられ、腰痛の原因となる病気は大きく、
(1) 腰椎を直接障害するもの。
(2) 腰椎を障害しないが、臓器の周囲にある神経を刺激するもの。
に分けられます。
(1) は腰椎椎間板ヘルニアや腰部脊柱管狭窄、背骨の骨折など、腰椎に異常が生じている病気

だけでなく、骨への細菌感染やガンの骨転移といった命にかかわる危険な病気も含まれます。

一方で（２）に含まれる病気として、胃潰瘍《いかいよう》など消化器系の病気、尿路結石など泌尿器系の病気、子宮筋腫など婦人科系の病気、解離性大動脈瘤《りゅう》など循環器系の病気などがあります。

坐骨神経を圧迫・障害し、腰だけでなく脚にしびれや痛みが生じる場合は、「坐骨神経痛」とも呼ばれます。このように原因といっても直接的な発症例を掲げ、なぜそれが腰痛につながっているかなどの真の原因が明かされていません。

ケガ学では、発症させない予防的方策と発症原因の除去、身体の改善維持を中心に考察を進めていきます。

3 ケガ学から見た腰痛

腰痛の症状は、文字通り〝腰の痛み〟です。しかし腰痛の原因は様々であり、原因に応じて腰の痛み方も少しずつ異なります。

急性腰痛、慢性腰痛と表現する場合、「腰が重い」「痛みがある」「腰に激しい痛みがある」「起床時や疲れたときに腰が痛い」「腰からふくらはぎにかけて痛い」「しびれる」「安静にしていると楽」「逆に安静にしていても痛い」など様々な痛みに振りまわされています。

痛みは人によって異なりますので、表現の方法も違ってきます。そして、いつも背骨を中心とした背筋側ばかりに注目していませんか？　そのため、受傷した部位は背骨を中心に考えられてきました。特に西洋医学では脊柱の椎間板に注目しています。

これは、レントゲンの発明により骨を写しだし、解剖学によって神経ルートの出口が明確となったためだと思います。そのため画像から症状を診断する方法が用いられ、ＭＲＩやエコーなど様々な可視化検査機器が開発されました。

一方、腱引きでは、腰の腱を引くことを基本に腰痛と対峙してきました。指先の感覚で浮き出している腱を見つけ出して、元の位置に戻す方法は一見単純な治療法に思えますが、古来より行われてきた改善率の高い方法です。

さらに腱引き療法の発展形とした筋整流法では、腰痛を〝腰〟という特定部位で捉えるのではなく、胴回りを一つのユニットと考えています。この考え方がケガ学につながって理論化されていきます。腰痛に力学を持ち込んで施術に繋げていくことが重要となってきます。

〝腰痛にパスカルの原理？〟とお思いでしょうが、このことを知ることが腰痛解明の道となります。胴回りユニットの内側は、「腹腔《ふくこう》」と言って閉鎖された空間となっています。風船をイメージしてもらえれば分かり易いと思います。腹腔を構成する腹壁の筋は多くの働きをしますが、ほとんどの場合、ほかの筋群（例えば、背筋や殿筋、横隔膜など）との協調運動によって機能します。

腹壁の筋の主要な働きは以下のようなものです。

・腹部の緊張の維持：腹壁の緊張を高め、腹部内臓に圧を加える（腹圧負荷）
・脊椎の安定化と脊柱の負荷の軽減
・体幹および骨盤の運動
・呼吸運動の補助

腹腔と骨盤腔の壁は骨性の構造物（脊柱、胸郭、骨盤）と筋（横隔膜、腹壁の筋、骨盤底の筋）から構成されています。腹部の筋が収縮すると（腹圧負荷）、腹腔の容積が減少し、腹腔内圧の上昇によって腹部内臓が締めつけられることになります。「腹圧負荷」とは、腹壁や骨盤底の筋と横隔膜の緊張による腹腔内圧を上昇させることで、腹圧負荷による作業で最も重要なことは体幹を安定させることです。

そして、直腸から便を排出する（排便）、尿を膀胱から放出する（排尿）、胃内容物を空にする（嘔

【図2】腰を補完する腹腔内圧

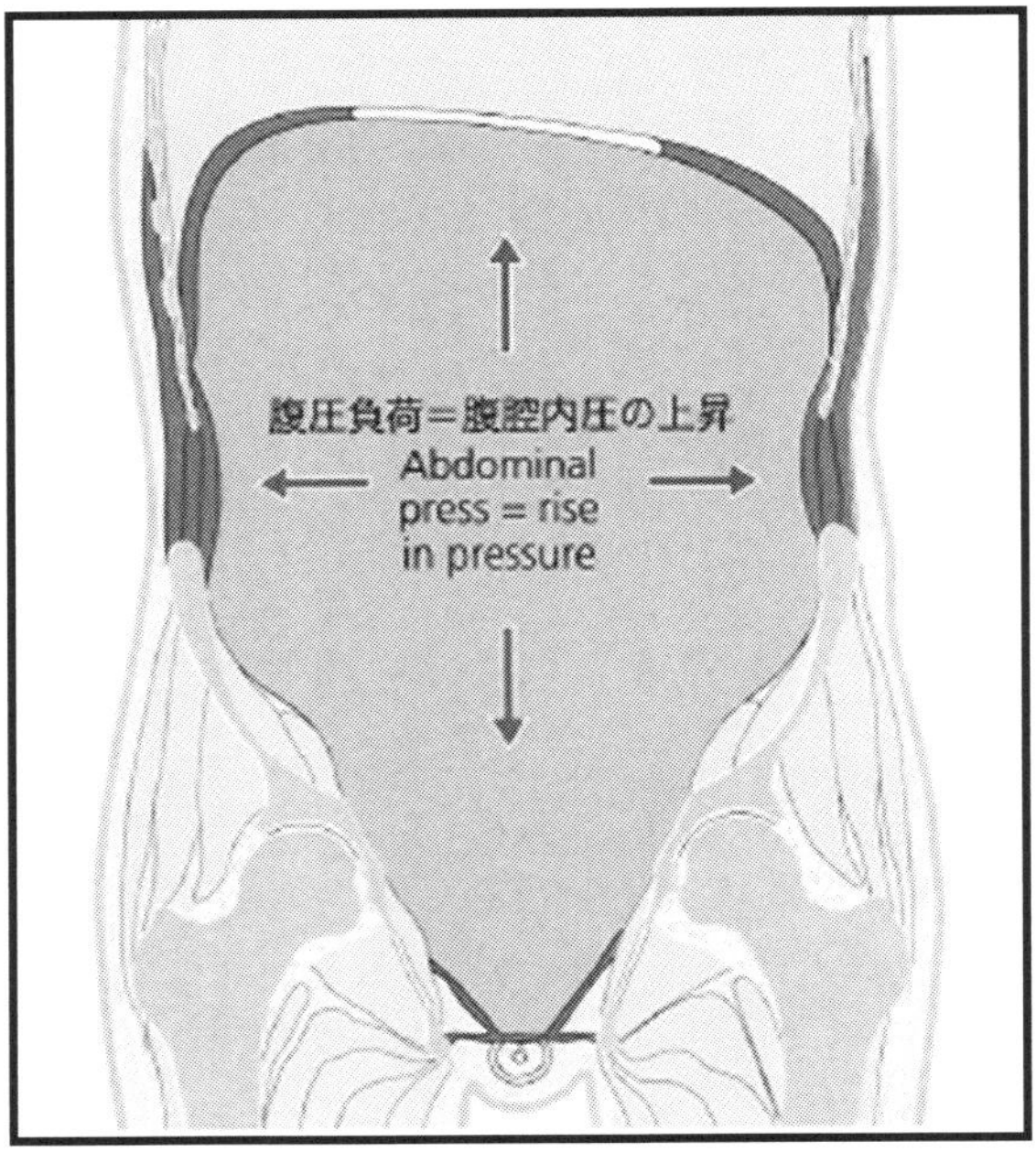

胴回りの内側を構成する腹腔は、腹壁を構成する多様な筋群によって閉鎖された空間を形作っている。この内圧を高めることで、あたかも弾力に富んだ大型タイヤのごとく、衝撃を吸収する働きを高めることができる。

吐）などの運動に重要な意味をもちます。また、腹圧負荷は分娩《ぶんべん》の娩出期の母体のいきみにとっても必須な運動です。何よりも腹腔内圧の上昇による脊柱の安定化が図られることは、腰痛と密接な関係があるということです。

横隔膜と腹壁の筋や骨盤底の筋の協調的な収縮は、腹腔内圧を上昇（腹圧負荷）させます。この運動の流体静力学的効果により体幹は安定し、脊柱（特に腰椎域）への負荷が軽減されるとともに、体幹壁は空気が充満したボールのように硬くなります。

重いものを持ち上げるような時には、自動的にこの運動が行われ、こうしてできた体幹の「空気の圧力空間」は、上位腰椎の椎間板にかかる力を50％まで、下位腰椎でもおよそ30％まで軽減することができるといわれています。同時に、固有背筋の発揮する力も50％以上軽減されます。このことは腹壁の筋をよい状態に保つことが、脊柱の疾患《しっかん》の予防と治療にとって重要であることを示しています。

昔から「腹に力を入れろ」と言われていた通り、腰の力を発揮するにはそれが必要条件でした。何気ない動作から、「どっこいしょ」「よっこいしょ」といって座ったり、立ったりします。富士登山では、「六根清浄」と言いながら登ると、呼吸が整い楽になるとも言います。この言葉の共通点は「こ」です。この言葉を吐き出すとき、アクセントとなって、同時に腹直筋を使っていることがわかります。そして、力を発揮しようとするとき、雄叫びを上げますが、これらすべてが自然と腹腔内圧を上昇させて、背側の力を分散させ、バランスの良い体幹を作り出しています。

ここで、パスカルの原理を思い出してください。

「密閉容器中の流体は、その容器の形に関係なく、ある一点に受けた単位面積当りの圧力をそのままの強さで、流体の他のすべての部分に伝える」

という流体静力学における基本原理です。

だから、腰痛には、腹筋群の調整を含める胴回りユニットという考え方が必要になってきます。腰だけに注目しても腰痛は治らないのです。まして、〝骨に起因する〟という考え方は結果を見ているだけなので、横に置いてもいいと思います。何より〝痛み＝炎症〟という考え方は捨てましょう。それによって冷やされた筋肉や軟部組織を想像してみてください。

冷やすことによって痛みの伝達速度は減少しますから、痛みが柔らいだことで治癒に向かっていると考えてしまいます。しかし、血行不良となった組織は誰でも知っている通り、回復は大幅に遅れ、代償《だいしょう》運動を行うという最悪のシナリオに向かって歩みだしているのです。

もし痛みが炎症ならば、腱引きによって瞬時に痛みが消え、回復していくことは考えられないでしょう。痛み＝炎症は、西洋医学の刷り込みであり、現代社会の洗脳です。

腰痛を『胴回りユニットの調整』と考えると、施術自体もシンプルに短時間で成果を上げられるようになります。腱引き療法のケガ学で腰痛を考察するときは、このような考え方で臨みます。

5 ユニットという考え方

腱引き療法で腰痛の場合、腹直筋の調整を重視しているのは、ユニットという考え方に基づいているからです。

構造的に見てみましょう。腹直筋は、骨盤内においては腹横筋の下層に位置し、骨盤外に出た時は腹横筋の上層に位置します。この構造は、腹横筋の穴から外へ出るようになっていて、その穴を「腹直筋鞘《しょう》」と言います。

腱引き療法では、この出口の位置に注目しています。腹直筋は10個のパックになっています。パックとパックの間を「腱画」といい、これは解剖図で見る白い部分の「中間腱」のことです。この一番下の中間腱と腹直筋鞘が一致しないと、腹筋は膨らむことができずに本来の力を発揮できません。ずれ幅が大きくなると、足上げ腹筋ができない状態となります。これは、腹筋群の補助なしで起立しているということで、胴回りユニットにとって致命的なことです。

【図３】腱引きでは腹直筋調整を重視

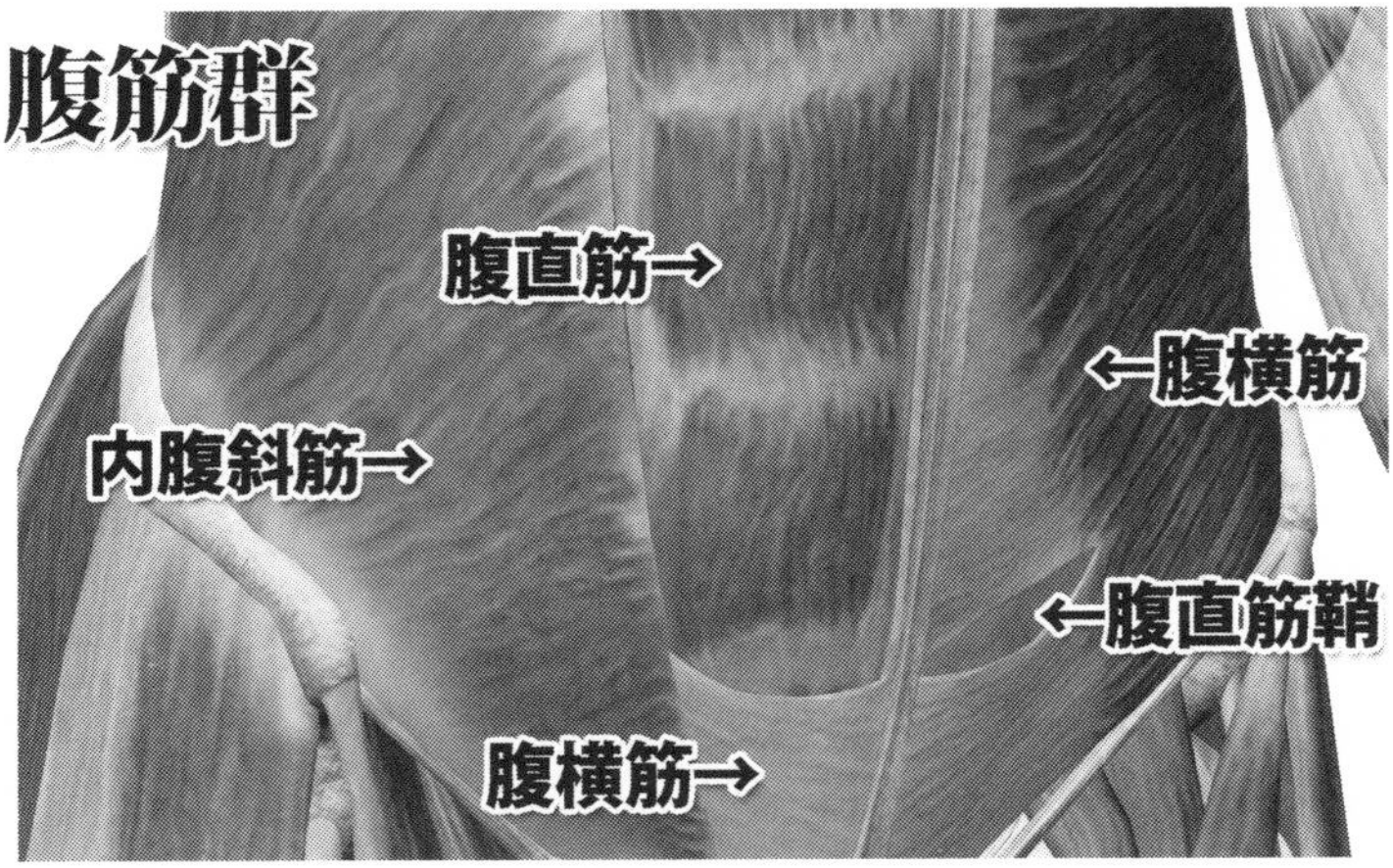

腰痛に対して、腱引きでは腹直筋における正常位置への調整によって、腹筋群が背筋群をサポートし、胴回りユニットを全体として活性させることで腰痛を解消（筋紡錘によるロックを解除）する。

これでは背筋群は頑張るだけ頑張って、最後には頑張り切れずに崩壊してしまいます。ここで筋紡錘《ぼうすい》が働き、起立できなくなってしまいます。

そこで腹直筋鞘から腹直筋を出す施術を行って正常位置にします。そうすると胴回りユニットも活性されて、筋紡錘によるロックが解除され、正常な運動に戻ります。

6 脊髄の感覚路の概要

刺激は身体の末梢でのいろいろな受容器に興奮（インパルス）を生じ、感覚（求心性）経路を通って大脳や小脳へ伝達しています。

感覚の種類の大部分、特に痛覚や温度覚などはわかりやすいのですが、「固有感覚」の概念は難しく、少し詳しく説明します。

固有感覚は、空間における四肢の場所と関連する感覚のことです。固有感覚に関係する情報の種類はさまざまあります。

「位置覚（互いの四肢の場所）」は、「運動覚（関節運動の速度や方向）」や「運動力覚（関節運動に伴う筋力）」とは異なります。したがって固有感覚の受容器は主に筋紡錘、腱紡錘、関節受容器から成ります。

また。意識にのぼるか、のぼらないかによって、固有感覚の種類は異なります。意識にのぼる固有感覚は脊髄の後索路（薄束、楔状束）に入り、それぞれの核（薄束核、楔状束核）を介して視床に至ります。さらに、視床から感覚野（中心後回）に伝えられ、ここで意識にのぼります。例えば〝私の目は閉じているのに私の左手はこぶしを作っていることがわかる〟などです。

意識にのぼらない固有感覚は、考えないで自転車に乗ったり、階段を昇ったりする時に働き、脊髄小脳路によって小脳にまで運ばれますが、小脳でも依然として意識にのぼることはなく、頭部からの固有感覚情報は三叉《さんさ》神経《しんけい》を介して伝えられます。

腰痛の予防運動

腰痛の予防というと、腰を伸ばす、たたくといったイメージがありますが、腰痛の原因は腰ではなく、足、膝、股関節からの歪みや、腹筋の不調が原因となっていることも少なくありません。

本項では腰痛予防となる運動を二つ紹介します。

屈伸

【効果】足を伸ばすときに、おしりから上げることによって、腹筋群の筋紡錘の働きが鈍くなります。前屈をして腰が痛いときに、効果があります。

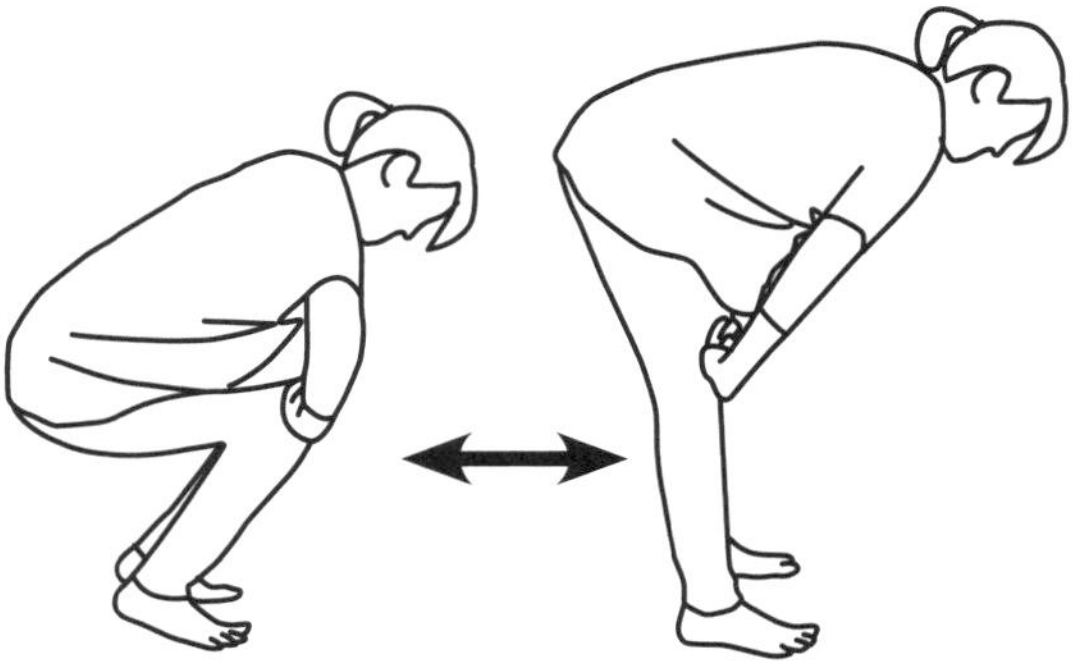

①足を肩幅くらいに開きます。足は平行にします。
②両膝に手を添えながら、屈伸をします。
③屈んだときに、かかとが上がります。
④伸ばすときは、おしりから上がって、かかとが地面に着きます。
⑤屈伸を３～５回くりかえします。

丹田足上げ腹筋

【効果】丹田は、昔から気を充実させるポイントとして、武道でも重視されてきました。この丹田を意識して、足の上げ下げを行うことによって、腰痛予防になります。

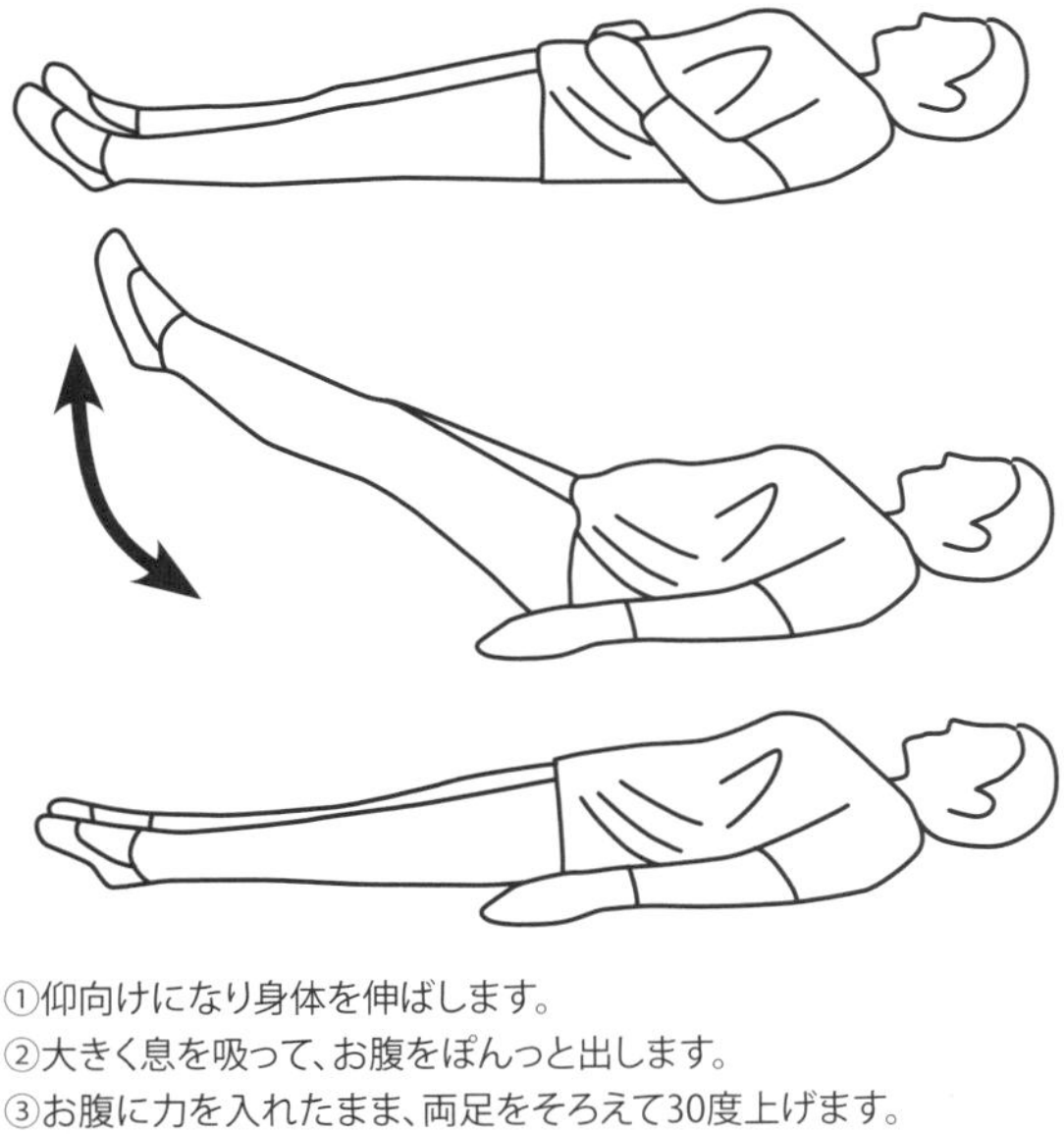

①仰向けになり身体を伸ばします。
②大きく息を吸って、お腹をぽんっと出します。
③お腹に力を入れたまま、両足をそろえて30度上げます。
④お腹の力は維持したまま、息を吐きながら、足をゆっくり下ろしていきます。
⑤足が床に着いたら、息を吐ききり、お腹の力も緩めます。

Chapter

4

腰痛のケガ学（その2）

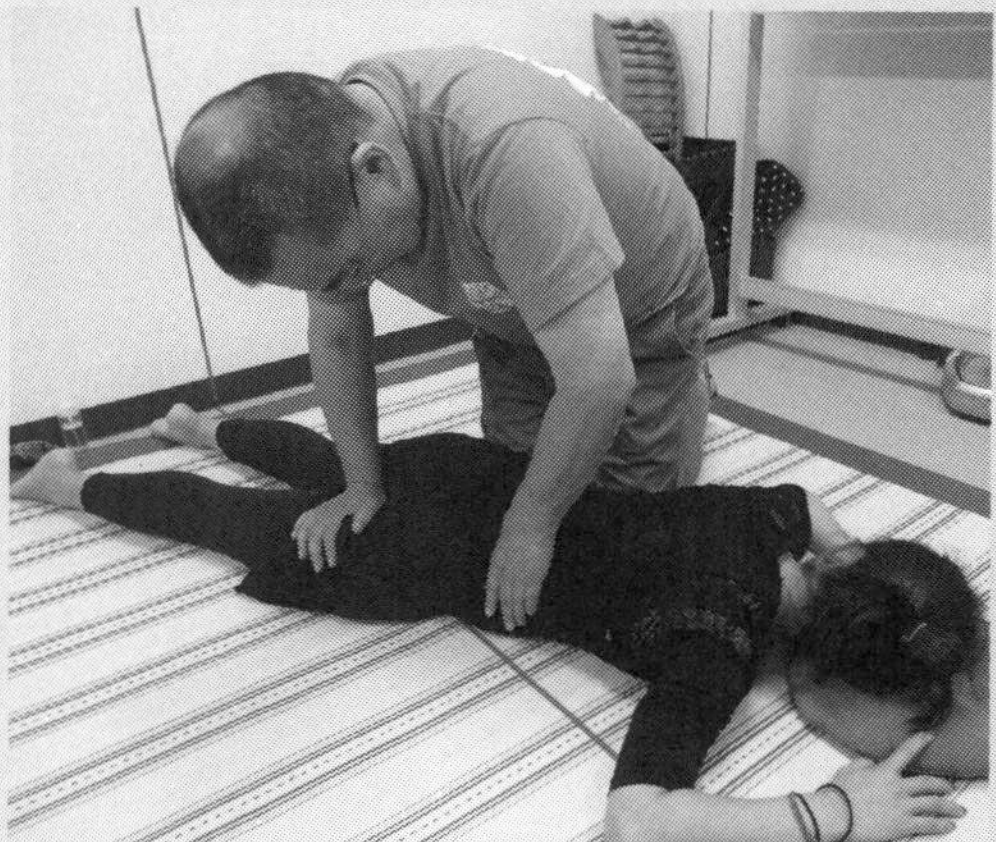

前項では、腰痛の考え方を構造的な視点で分析してみました。本項では、急性腰痛について考察してみます。

現代の医学的な診断では、急性腰痛についてはいろいろなケースが考えられますが、捻挫や背筋の炎症、ヘルニア等による神経圧迫、脊椎の変形、骨折などが挙げられます。

これを腱引きのケガ学から観た場合、基本的に受傷時は急激な筋肉の膨張によって胴回りの筋肉ユニットのどこかに筋紡錘反射が起き、筋肉の伸展を妨げていると考えます。それは、筋肉が硬直して、骨の溝から腱がずれる現象によって引き起こされていると考えているからです。

なぜ、そのような現象が起こるのでしょうか。それは、筋肉が疲労して乳酸が増えることにより、脳からの命令である電気信号に不都合が生じるからです。そのため、運動プログラムによる筋肉動作が、その部位と周りとが一致しないのだと考えています。

腱引き療法のギックリ腰治療の第一段階は「腰の腱を入れる」です。これには四本の腱が関わります。この技術は基本施術として一番最初に会得する技術で、基本中の基本の技として位置付けられています。

【図1】周身筋絡図に示される腰の四本の腱

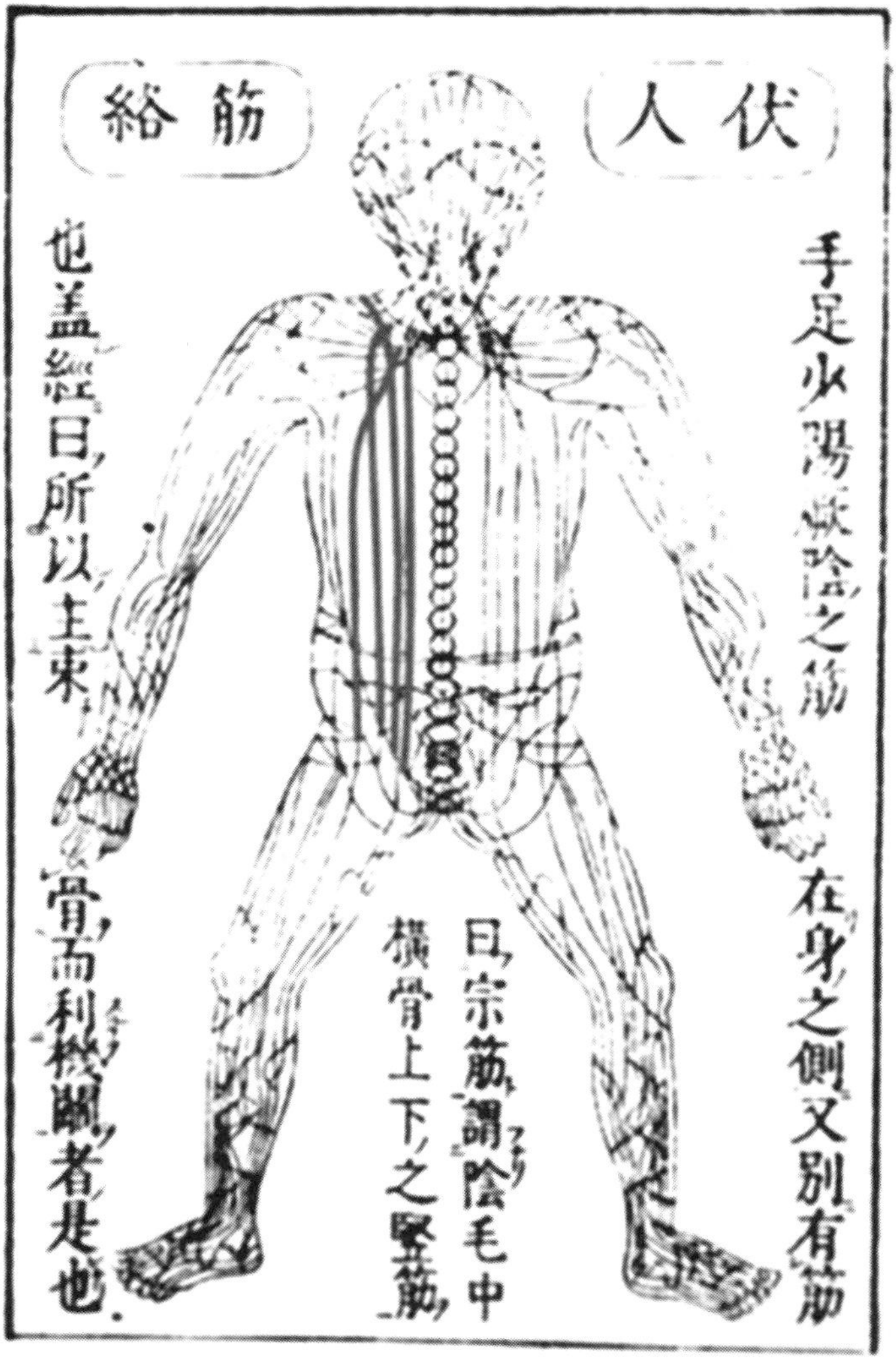

解剖図から見たら四本の腱の位置は特定できません。しかし、触ってみると分かります。腱引きは体表に表れた凹凸の凸の部分を「腱《けん》」または「筋《すじ》」と表現してきました。古来より腱引きの手本となる周身筋絡の図では、この四本の腱が書き残されています。この腰の腱を骨の溝に入れることによって、腰が伸びる状態となると言われています。現実に〝一撃改善の技〟であり、現在でも初弾の腱引きの技として残っています。

ギックリ腰の接触診断法では、指先で腰骨の腸骨稜《りょう》をなぞるように行います。指先でなぞるように触診することを腱引きでは「探りの手」と言います。そして、もう一方の手を「止《と》め」といい、両手を用いて触診します。

探りの手と止めによって、筋肉が緊張して反射が起き、確実に腸骨稜の異常な隆起に気がつくはずです。そこが原因の一つであると思います。その位置を背骨側に引き寄せてやれば、伸展を妨げている背筋群の筋紡錘反射のロックを解除することができます。

解剖図による神経ルートをご覧ください。上殿皮神経は腸骨稜を乗り越すように溝の中を這っています。それと筋肉が接触すると、激痛となって歩行も困難な状態となります。この筋肉の位置を正常に戻すことが、ギックリ腰の治療においては最初にやらなくてはならないことです。

探りの手によって受傷部位の特定ができたら、腰の腱引きを行います。腱引きは、一見して簡単な手技のように思われがちで、施術自体は誰にでもできるように思われますが、指先の圧力と相手の腱の強さが一致しないと中々腱は動いてくれません。腱引きの奥義第一伝として「腱引き（の実技）」があります。奥義の中で腱引きの伝承は「捉えて離さず、引いて弾かず」です。まるで禅問答のような難解さがありますが、その通りなのです。極意は「確実に腰の腱を入れる」、ただそれだけなのです。

2 腰を捻ったギックリ腰

捻じって急性腰痛を発症した場合は、腱を探りだすときに特徴があります。仙腸関節に関わる1本目の腱の深いところを推察し、親指で深く掘り込むように探ります。その結果、腸腰靭帯の捻じれを察知することができます。深部である多裂筋がロックしている状態で、明らかに1本目の腱が異常隆起しています。

この現象は、典型的なギックリ腰の一つで、重いものを持ち上げたときではなく、腰を左右に振った時に起こる現象です。受傷した時を想像してみましょう。

側屈によって第十二肋骨が内腹斜筋、腰方形筋によって下方向に開こうとして、下後鋸筋《かこうきょきん》が肋骨

【図２】腰の捻りと腰部の構造

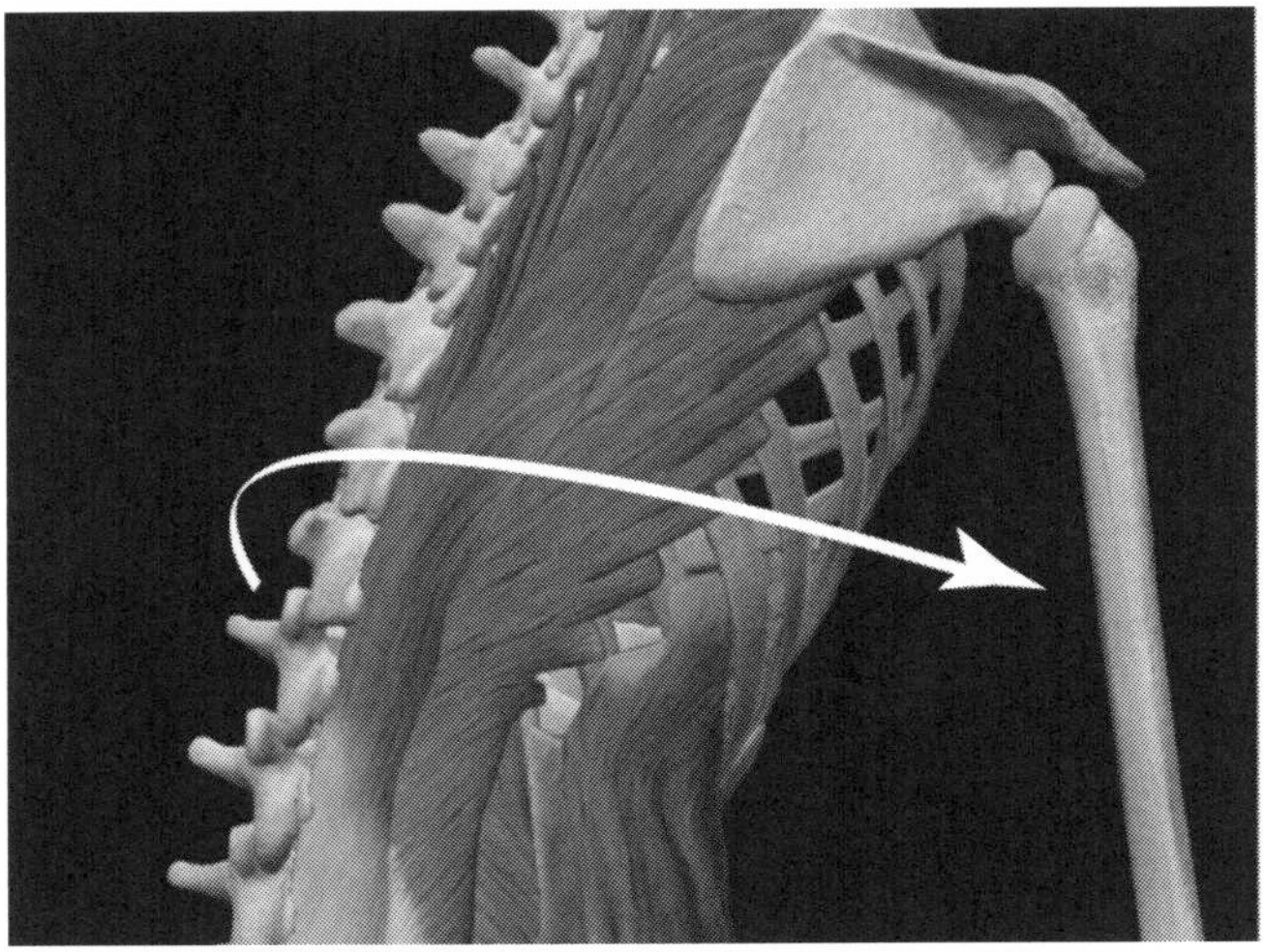

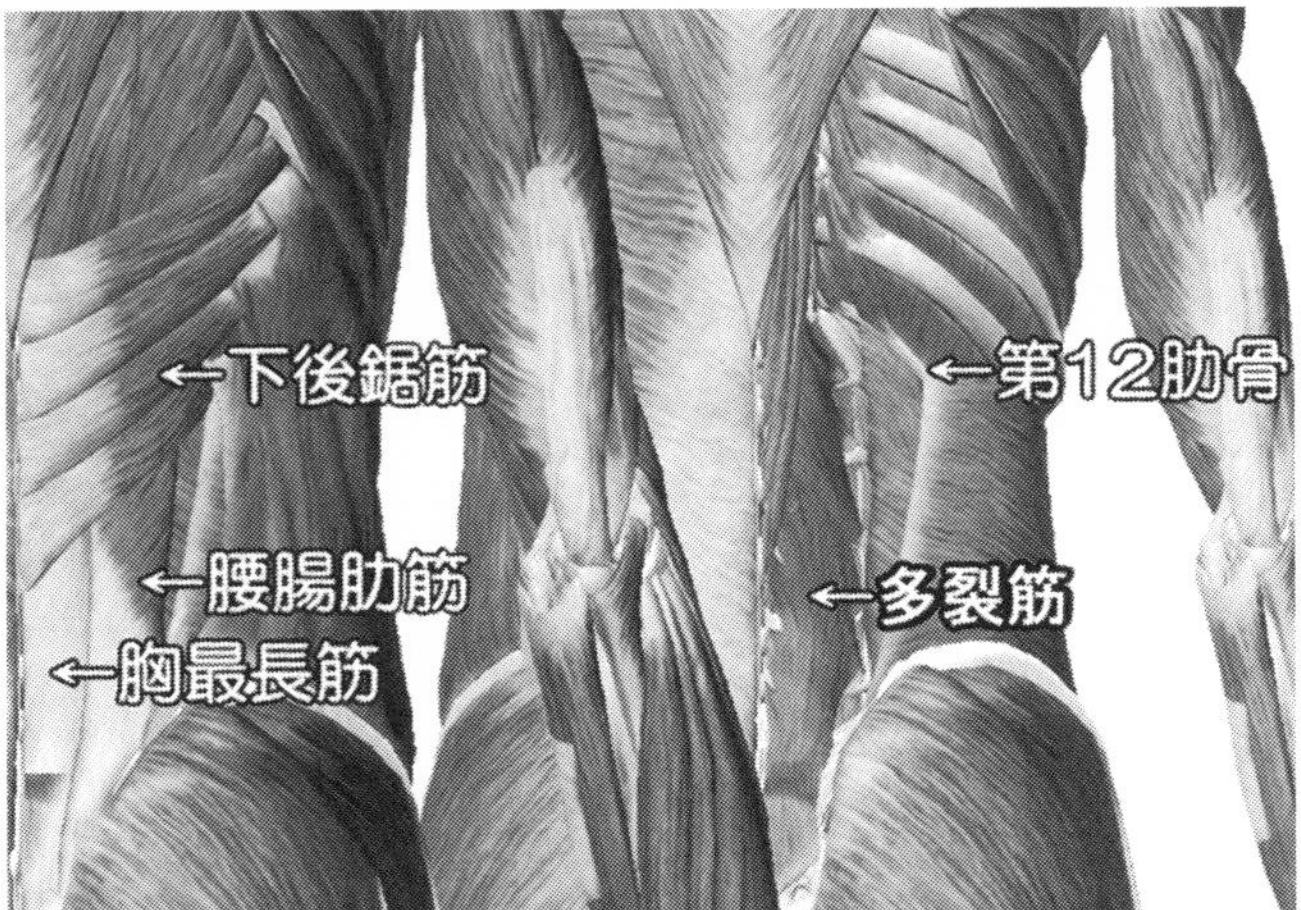

腰を左右に捻る動きによって身体が側屈する。この時、深層筋の一つである下後鋸筋が肋骨を引き上げる作用を起こし、他の筋群を抑え込むこととなる。上図の左は背部の深層筋、右はより表層の構造となる。

を引き上げる作用を起こしました。その結果、下後鋸筋が胸最長筋、腰腸肋筋を抑え込み、多裂筋までも影響が及んでロックが掛かったと想像できます。

疲労による筋連携の崩壊がギックリ腰の原因になったと考えます。その場合、既に仙腸関節、腸腰靭帯まで受傷が及んでいると診察していますので、1本目の腱から順次入れていきます。

かなり深い部位で入れますので、ゆっくり指を差し込んで、腱を起こすように力強く行っていきます。ここでも「捉えて離さず、引いて弾かず」を実践しています。四番目の腱まで丁寧に腱引きをして、第一段階の「腰の腱引き」を終了させます。

その後、横向きにさせて仙腸関節、腸腰靭帯の調整を行います。確実に腱をとらえれば一撃で腱は元の場所に収まります。腱引きを覚えようとする方は、精進して指先の感覚を磨いてください。

このような深部へ指を到達させるようにするには、奥義である「指入れ」を行ってから引く技となります。この指入れの奥義では、「逃げるものを追わず、導かれるままに深部に指を入れ、ゆっくりと深く指先で分けて入れよ」となっています。ゆっくりと沈める感覚で指先を圧し、穿《ほじ》るようにしたとき〝逃げる筋肉〟が現れます。逃げていく腱・筋肉は無視して穿り続け、弛緩した一瞬で指を捻じる動作を行って深層部に指を到達させます。

ギックリ腰の第1段階の最終調整は、このように横向きにさせて仙腸関節、腸腰靭帯の調整を行いながら、脚を曲げてから伸ばしてもらいます。この運動が筋連携となって、脳の運動プログラムをトレースする重要な施術となります。

3 腰を調整する運動指導

この段階で立ち上がるための「運動指導」を行います。基本的に膝に問題がなく、正座ができる人の場合は、正座をしてもらい、胸を張ってもらいましょう。この時、上半身は骨盤上に鎮座します。ただし、直立している時と正座している時では、同様に骨盤上に上半身が乗ってくるのですが、上半身を支える筋肉が違ってきます。

その違いとは、大腿を前に出した、骨盤から見て脚が屈曲した状態では、大腰筋（腹内のインナーマッスル）が膨張し力を発揮しますが、大腿を真直ぐ伸展した状態では、大腰筋は弛緩してしまうということです。要するに大腰筋が働けば、背骨の支えとなって背筋群の補助をしていると考えていいでしょう。

腰に負担をかけずに立ち上がるということは、背筋群を使わないということです。それではどこに負担をかければいいのでしょうか。既に正座した状態では、腰は胴回りをワンユニットとして上半身を支えています。そこで、大腿部の筋肉群を使って身体を起こすように指導しましょう。大腰筋、縫工筋は骨盤から見て大腿が伸展した場合、弛緩しています。しかし、まだ膝立ちしている段階では、膝を折っていますので、若干ですが、大腰筋に関しては完全弛緩までいっていません。

ここが重要です。脳の運動プログラムが発動して筋連携を行うわけですが、ゆっくりと支えを抜いていけば、無理なく胴回りと脚の二つに対して同時に命令を下すことができるのです。

腰痛で苦しんでいる時は、どのような命令であれ、腰を屈曲した状態を維持しようとしますので、筋連携の中心は〝腰の屈曲〟が中心となります。同時に二つの命令がいかない状態では、主導筋を中心とした運動は難しく、錯綜してしまっている状態だと思ってください。このような立ち上がりの運動指導だけで、脳からの命令はセパレートされ、整理されます。

第一段階の最終確認は、寝てから立ち上がり、腰を伸ばした状態での歩行です。とりあえずの成果を確認しましょう。

第一段階の最終運動指導は、立っている状態から寝ることです。ここでも腰に負担をかけないよう寝方も指導しましょう。これで、トイレなどへの移動は可能となり、生活をしていく最低条件が整ったと思ってください。

第二段階の施術では腰の腱のチェックと微調整をおこない、腹横筋、腹斜筋、腹直筋の調整も行います。この調整で、胴回りユニットの全体の筋連携が取れるようになり、上半身を支える背筋群の負担が軽減されます。わずかな時間の施術と運動指導で、筋連携の強化と筋紡錘、腱紡錘のロック解除ができるようになります。

その違いは、第一段階での歩行と比較してみると。自力歩行ができる段階まで回復します。歩行が可能になったら、脊髄を中心に筋肉のダメージのチェックを行います。この時も左側から、胸椎に付着する胸最長筋の微妙な隆起と仙骨、仙結節靭帯などに反射が出るかなどを検査していきます。その後は右側も同様に検査をします。ここでも探りの手と止めが重要な手技となります。精神を集中させて微妙な反応に注意を払い、繊細に軽いタッチで検査を行いましょう。

4 大腰筋膨張度検査と大腰筋調整

次に、前屈ができない場合に行う検査法です。

大腰筋は胸椎～腰椎の筋肉で股関節の屈曲（わずかに外旋）、脊柱の屈曲を行います。この筋肉は、食肉ではヒレ肉といい、結合組織の少ない、非常に柔らかい部位であることはご存知の通りです。この柔らかい筋肉組織は膨張しやすく、主に脚を上げる際に補助的筋肉として力を発揮します。

筋整流法では、腹筋がうまく使われない時の胴回りユニットにおいて、背骨の裏支えとしての大腰筋が〝膨張した状態が保持されている〟と考えます。そこで、大腰筋の膨張度がどのくらいあるかを検査します。

まず、仰向けに寝てもらい、股関節を屈曲させ、膝も90度に曲げてもらいます。そこから膝に手を当てがい、その屈曲を強くしていくと大腰筋はさらに膨張しようとして、痛みが生じてきます。ここで痛みが出るようでしたら、大腰筋は膨張した状態を保持していると考えられます。この膨張を解除して前屈できるようにする調整を「大腰筋調整」といいます。

仰向けに寝てもらい、股関節を屈曲させ、膝も90度に曲げてもらって脚を胸に当ててもらいます。そして、足を胸で制限しながら伸ばしてもらいます。大腿が伸びるということは、拮抗関係にある大腰筋が弛緩するということです。ここで重要なのは、足が伸びていくときに大内転筋の坐骨結節の起始部に指入れを行って、大内転筋の動きに制限をかけます。そして、胸で脚の伸展を抑えるようにすることで、剛引《ごうび》き（剛引きとは古来より行われている奥義の術で、必要となる部位を強く引くことで当該部に伸張性収縮を起こさせ、改善していく技である）的な等尺性収縮が大腿伸筋群に発生します。この時、脳からはこの制限を解くプログラムが発動され、大腿伸筋群の筋肉構成が整い、大腰筋は弛緩すると考えられます。

【図３】大腰筋の調整

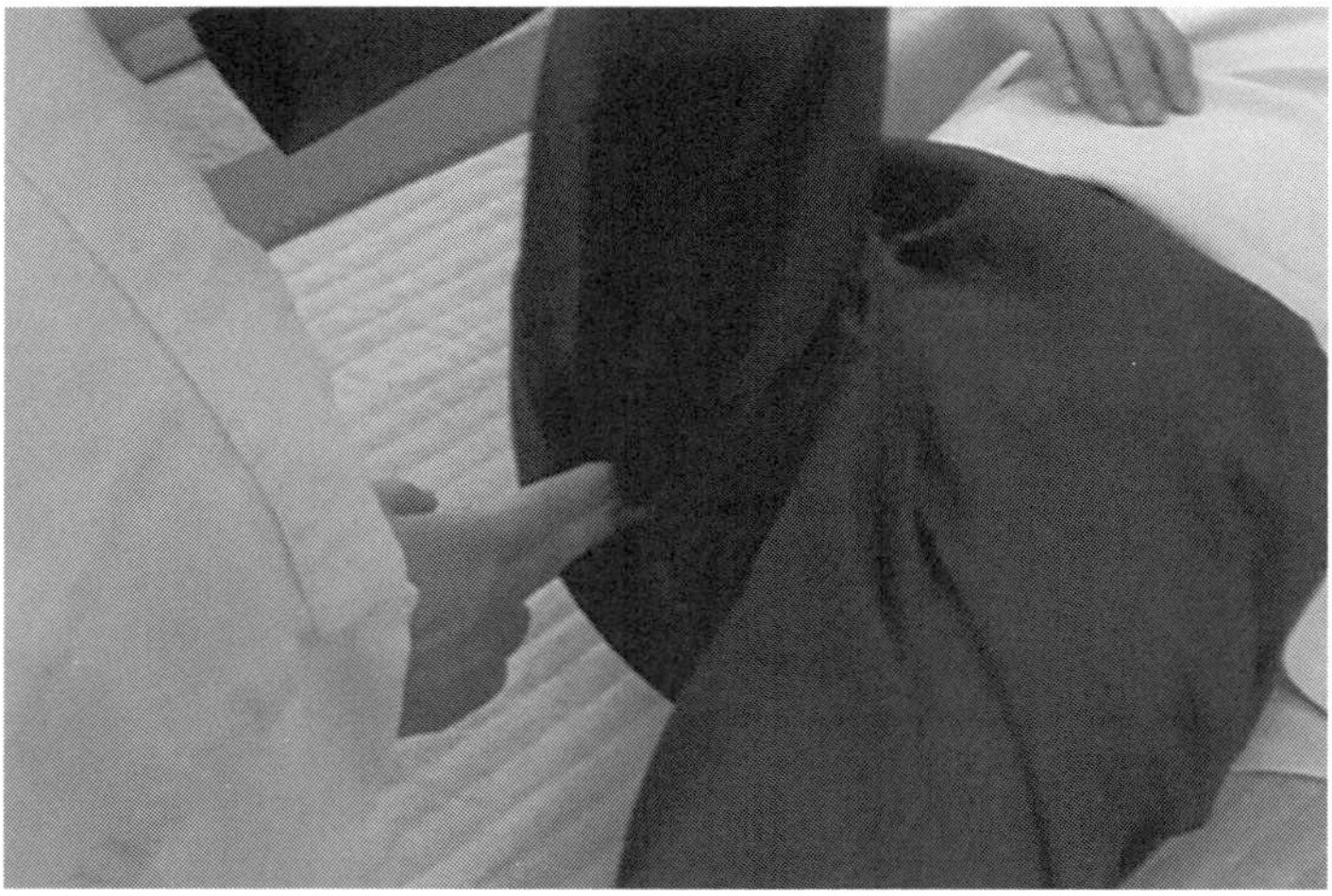

大腰筋は胴体部（ミゾオチ背部周辺）と脚をつなぐ、身体内部最大の深層筋。折り曲げた脚を伸ばそうとすることで、大腿部の伸筋が伸び、拮抗する大腰筋が弛緩する形となる。写真は大内転筋の起始部へ指を入れて大内転筋の動きへ制限をかけているところ。

この調整を痛みがなくなるまで何回か行います。痛みがなくなった時点で、大腰筋の膨張は取れていると考えていいでしょう。すなわち、大腰筋の筋紡錘、腱紡錘のロックの解除に成功したと思ってください。

腰筋の調整が終わりましたら、胴回りユニットの最終調整として、腹直筋の検査・調整を再度行います。

ここは、足上げができるかどうかの確認程度ですが、大腰筋の調整を行った直後なのでバランスが崩れたり、筋連携に支障が生じたりする場合も考えられます。調整が終わったものとして、この工程を飛ばしてはいけません。

そしてもう一度、腹直筋鞘から腹直筋を出す調整を行いましょう（Chapter 3で紹介）。次に、わき腹をつかむようにして、腹斜筋、腹横筋を一気に調整してしまいます。足を伸ばすと同時に、つかんだ腹斜筋、腹横筋を前後に振るようにします。この時、腹斜筋は足方向に延びようとしています。それに呼応して腹横筋も下方向に伸ばされていきます。この瞬間をとらえ、刹那の技で一気に腹斜筋、腹横筋を振り込むことで、筋肉構成が整います。腱引きらしい即効性のある筋連携の再生方法であり、合理的な施術方法だと思います。

これで、胴回りユニットの調整はすべてにわたり終了しました。立ち上がってもらって屈伸を行い、筋連携を復活させましょう。

その後は、歩行でのバランスチェックと前屈・後屈についての筋連携の確認です。大腰筋に損傷が認められる場合、前屈を行ってもらうと、まだ、筋紡錘・腱紡錘のロック状態になっていることがあります。その場合、意識を一度前屈に持っていってから、数歩歩くことによって、恒常性が上がり、制限が解除されます。

そうすると前屈ができるようになるのですが、後屈については、生じた変化を打ち消す向きの変化を生む働きが間脳《かんのう》視床下部《ししょうかぶ》によって起こります。これを「負のフィードバック作用」と言います。この負の作用が発生して、制限が出てしまう場合があります。その時は再度、屈伸運動を行って、筋連携を思い起こさせ、胴回りユニットの恒常性が保たれるようにしましょう。

腱引きの運動指導は古来より、この〝恒常性の復元〟を中心に行ってきたようです。素晴らしき先人の知恵に感服します。ちなみに恒常性を意味する「ホメオスタシス」という概念は、１８５９年頃フランスの生理学者によって提唱され、１９２０年頃アメリカの生理学者によって命名された

【図4】最終調整「仙腸関節の位置調整」

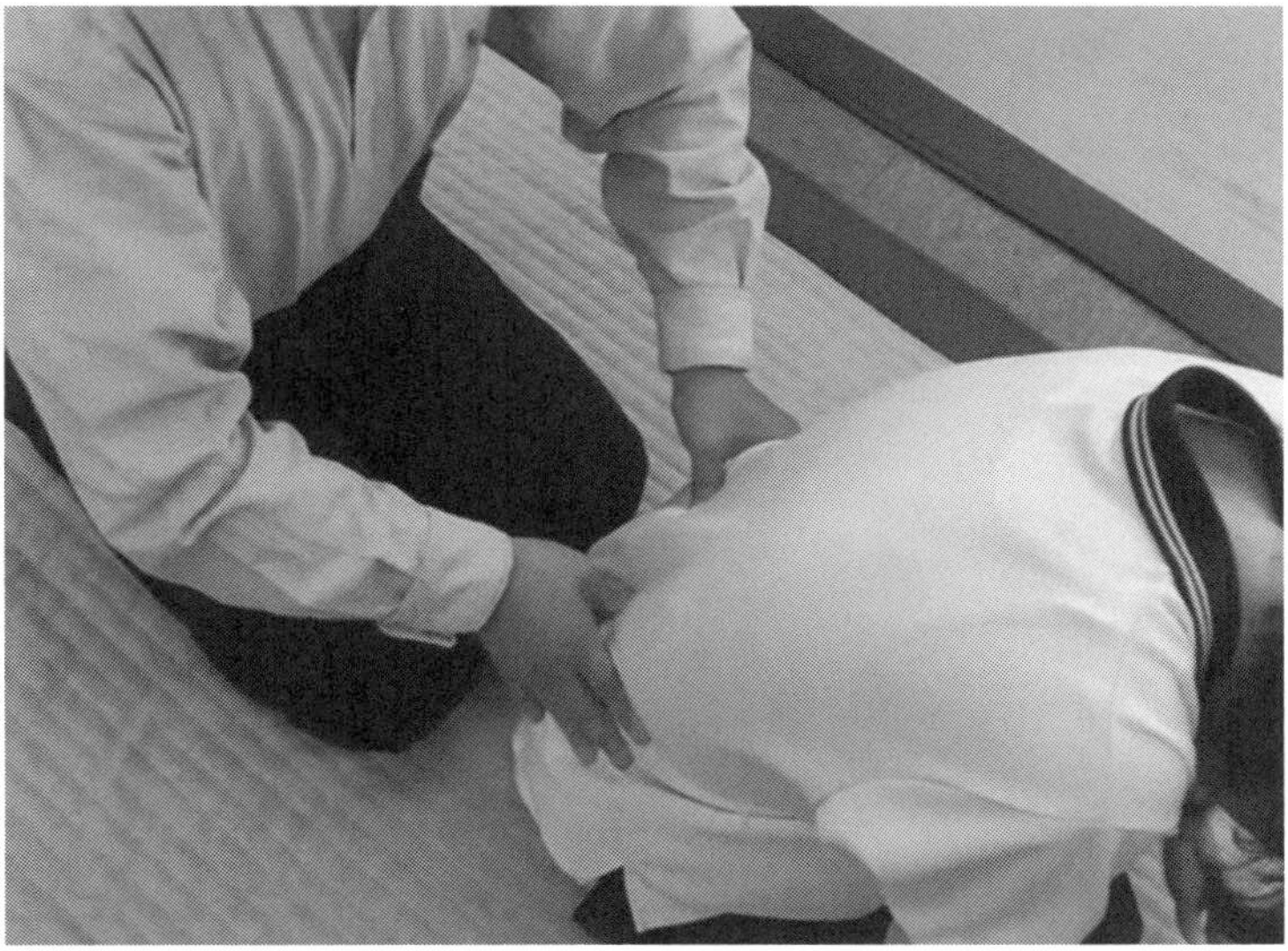

最後に仙腸関節の位置調整を行う。腰の横靭帯を調整することで、背筋群が腸骨稜の外側へ垂れてこないように押し込んでしまう。

言葉です。

最終段階の調整は、仙腸関節の位置調整です。捻じれによって腸骨と腸腰靭帯の関係は、いびつな状態となっていました。結果、仙腸関節は動きにくい接地状態となっていると思われます。

正座をしてもらって、上体をかがませた状態から上体を起こしてもらいます。この時、腸最長筋の腸骨稜の上を押さえることによって、上体を起こしていくとき、背筋群は筋収縮が起こり、筋肉構成が整います。

背筋群は、正常な位置に収まろうとして背骨や腸骨も動かしてしまいます。腸骨稜に乗っている内腹斜筋・腰方形筋の起始部を、腱引きでは「腰の横靭帯」と言っています。この横靭帯の調整を行って、腸骨稜の外側に垂れてこないように腸骨内に押し込んでしまいましょう。

これで、ギックリ腰に関しての調整はすべて終わりました。あとは運動指導によって恒常性を復活させてしまえば普通の生活に戻ることになります。

■

Chapter

5

股関節のケガ学

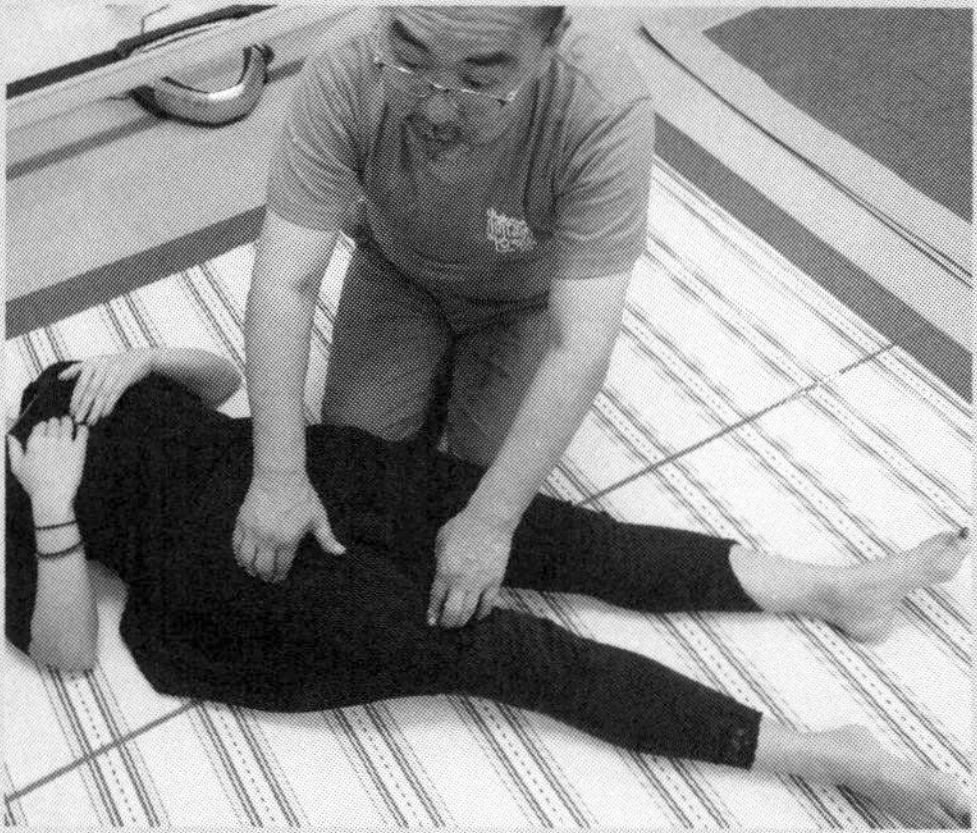

股関節は、体重を支え、立っている、歩くなどの移動を行う上で大切な関節です。股関節に問題が生じると動きが悪くなり、バランスを崩し、歩く時などに痛みが出て、日常生活が大変不便になります。

病院などで、『股関節に障害のある患者さんが、日常生活をいつも快適なものにするためには、股関節に負担をかけないようにしながら、股関節の周りの筋肉を鍛えることが肝心です。負担をかけないと言っても「過度の安静」は筋力低下につながり、股関節への負担が増えることもあります』と、まるで禅問答のようなポスターや小冊子を目にしませんか。

股関節は身体の中で最大級の関節です。体重を支えつつ、立つ、歩く、跨《また》ぐ、昇る、降りる、飛ぶ、蹴るなどのさまざまな動作を行う要《かなめ》の関節です。しかし、股関節に障害が生じると、動くときに痛むようになり、動きも悪くなります。ひどい場合には、ただ立っているだけでも痛むようになります。

痛みの原因は、対外軟骨がすり減って大腿骨頭が変形したためと、よく耳にします。これが変形性股関節症です。この診断をされると最悪の場合、人工股関節にしなければなりません。変形性股関節症は、そこに至るまでの股関節に負荷をかけた結果です。そこまで行くプロセスを知ってしま

【図１】股関節の形成

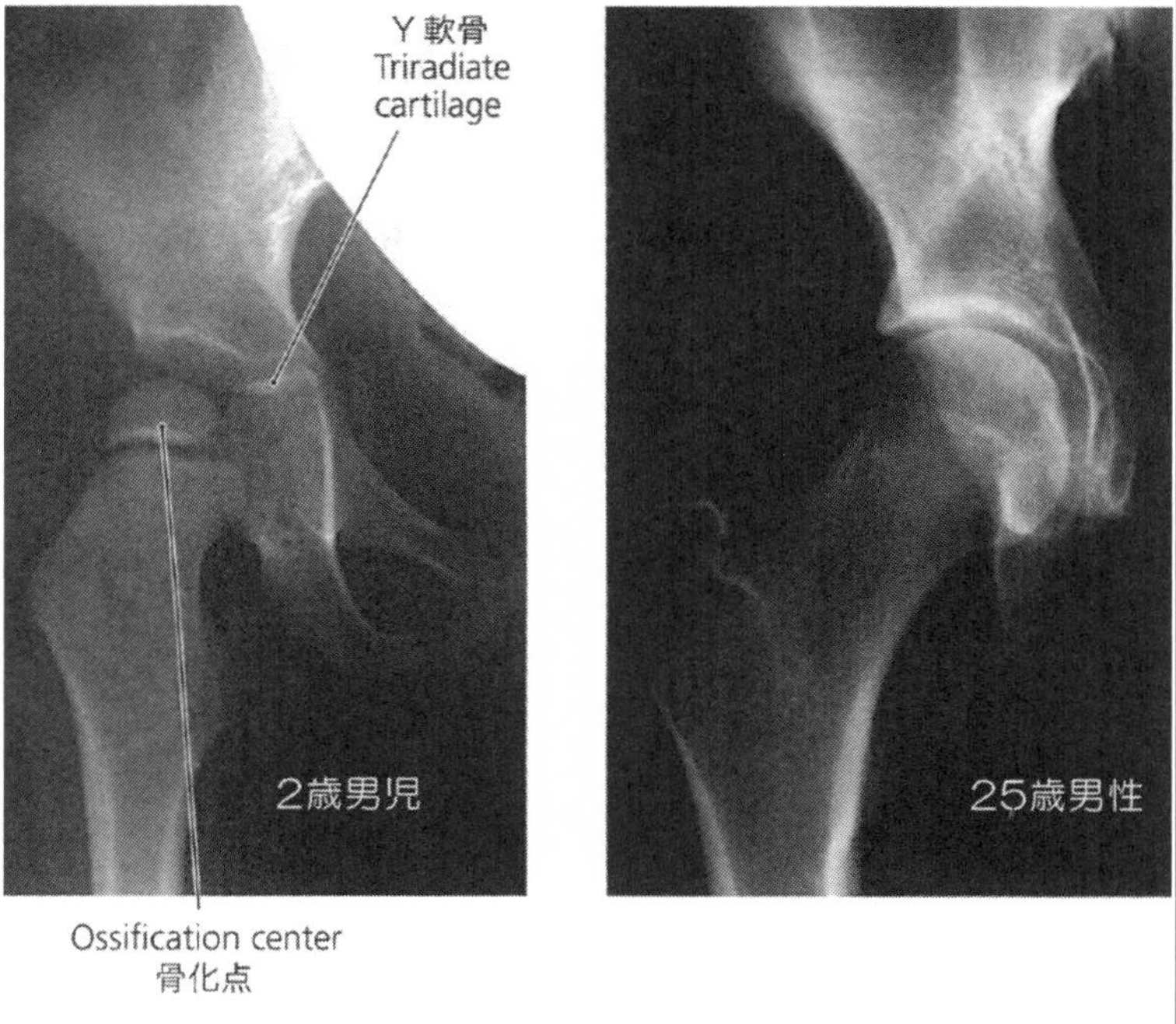

左図の２歳男児は大腿骨頭の骨化点が既に見えているが、右図の成人男性のように大腿骨との結合は行われていない。

【図2】股関節部の発育過程

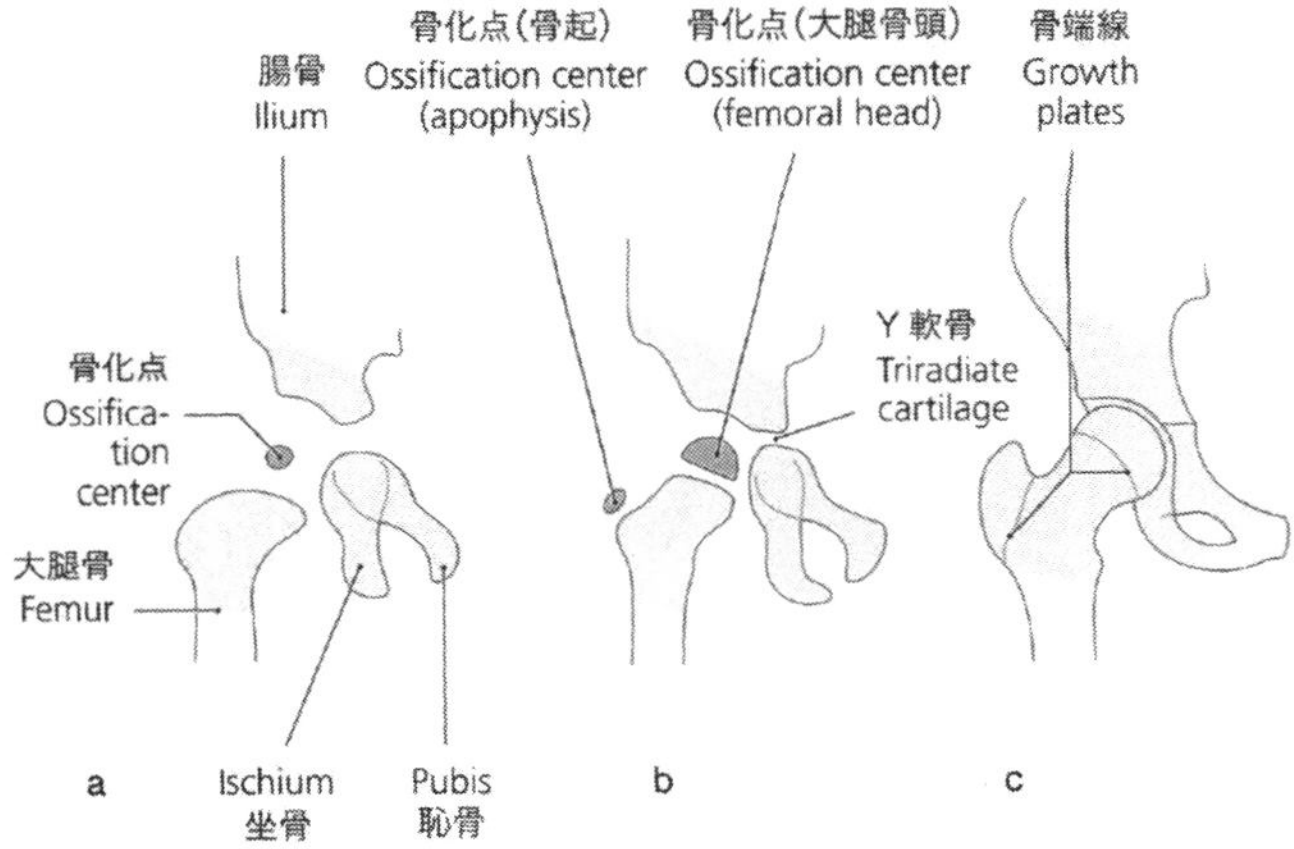
腸骨
Ilium
骨化点（骨起）
Ossification center
(apophysis)
骨化点（大腿骨頭）
Ossification center
(femoral head)
骨端線
Growth
plates
骨化点
Ossifica-
tion
center
Y 軟骨
Triradiate
cartilage
大腿骨
Femur
a
Ischium
坐骨
Pubis
恥骨
b
c

【図3】骨盤内の「骨盤輪」

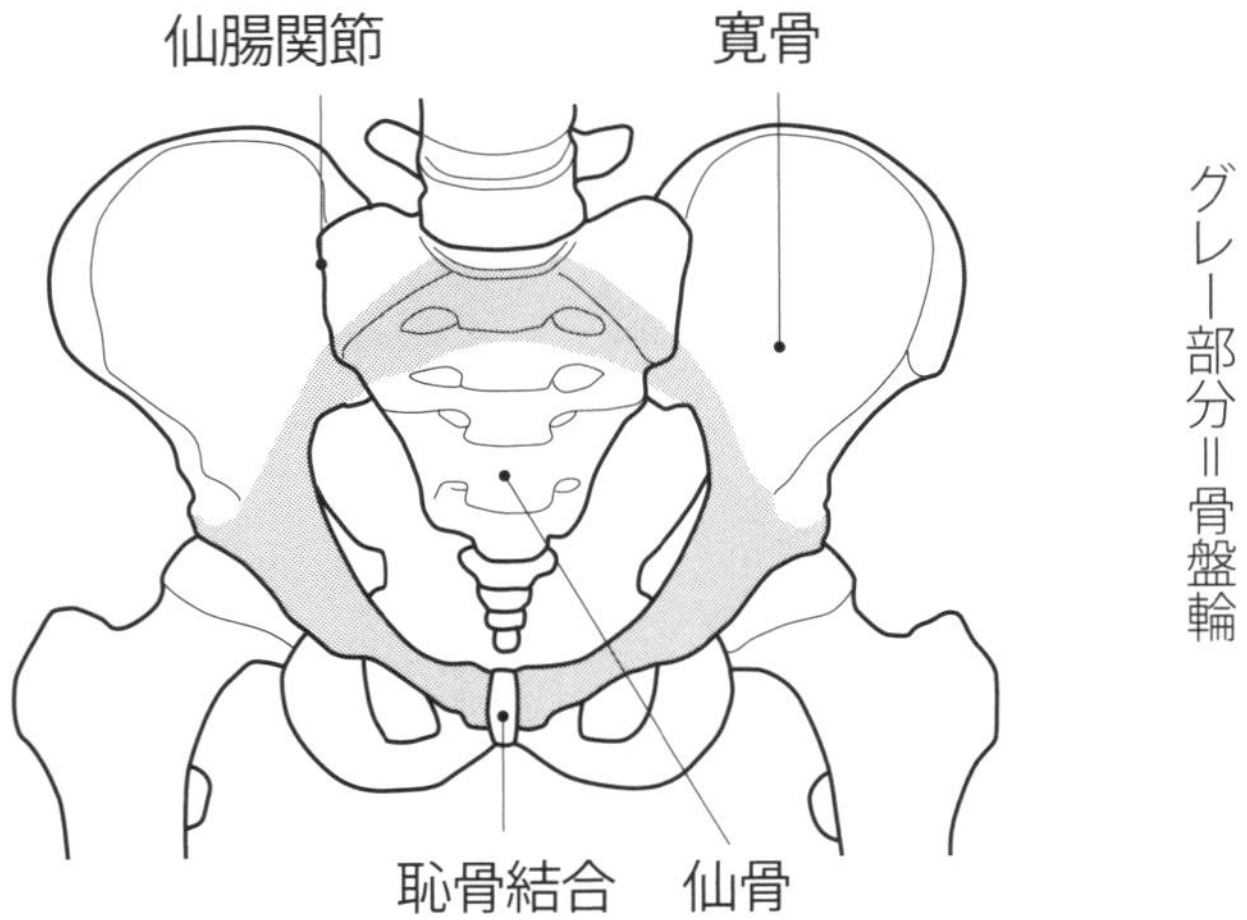
仙腸関節
寛骨
グレー部分＝骨盤輪
恥骨結合
仙骨

えば予防もでき、多少の変形であっても痛みを伴わない生活ができます。

もともと股関節の形成は、16歳くらいで完成します。それまでは、大腿骨と大転子、大腿骨骨頭は別物として発育していきます。また、寛骨臼《かんこつきゅう》においても腸骨、恥骨、座骨が発育してY形をした窪みを形成しています。要するに股関節は、不安な要素を含みながら発達しているということです。

このような発育状況を踏まえて16歳以下の少年少女に対しては対応することを望みます。発育過程は前頁の図2の通りです。

・図a 大腿骨頭の骨化点は、6か月で同定できました。
・図b 大腿骨頭と大転子の骨化点は4歳で見ることができます。
・図c 15歳になっても、骨端線はまだ癒合していません。

もう一つの把握しなければならないことは、骨盤帯と骨盤輪《りん》の形成が挙げられます。

骨盤帯は左右の寛骨から成る仙腸関節と軟骨性の恥骨結合が仙骨とともに骨盤帯の骨性部を作り、骨盤輪（図3のグレー部分）と呼ばれる安定した輪を形成しています。骨盤にはほとんど可動性がありませんが、これは骨盤輪全体の安定性が体幹の圧負荷を下肢に伝えるための必要条件となっているからです。

腱引き療法のケガ学では、この骨盤輪と寛骨臼に注目しています。

2 股関節にかかる負荷

一般的な「健康な股関節」の説明では、

『股関節は、太もも（大腿骨）の上端の丸い骨頭が骨盤のくぼみ（寛骨臼）にはまり込むようになって、関節を形づくっている。

股関節は、周囲の筋肉によって前後、左右、あるいは回旋と、自在に動かすことができる。

関節軟骨は、関節の表面を覆っている厚さ2〜4ミリ程度の層です。健康な軟骨は股関節にかかる体重を吸収し、非常に滑らかに動く。変形性関節症では、関節軟骨がすり減り、骨も変形してしまう。

骨頭のおよそ2／3が寛骨臼に包み込まれていることにより、安定性と、体重支持において重要な役割を果たしている。この覆いが不十分な状態が「臼蓋形成不全」です』

となっています。股関節をはじめとする関節にかかわる病気は、すべては結果からの判断であります。

そして、大切な「中殿筋」の説明になります。

『股関節のまわりの筋肉の力により、脚全体を動かしたり、横に開いたり閉じたり、内方や外方にねじったりすることができる。

筋肉の中でも中殿筋は、立ったり歩いたりするときにとても重要な役割をはたし、中殿筋は骨盤の骨と大腿骨を結んでいる。片足で立った時にバランスを保っていられるのもこの筋肉がしっかりと働いているからです。正常では、片足で立ったとき、中殿筋がしっかりと働き、骨盤は水平に保たれます。中殿筋の力が弱いときは骨盤を支えることができず、体が傾きます。そのため歩くときに体が左右に揺れてしまいます。これはバランスを保つため、代償として反対側の骨盤が下がるためによるものです』

力学的観点から我々が快適に生活していくためには、重力に打ち勝つ筋力が必要であることが分かります。では、具体的にどのような力が必要となるのでしょうか。

「テコの原理」を用いてみれば、片足立ち、または歩行立脚期では、部分体重の重心は、反対側の遊脚側のほうへ移動するので、体重の一部（K）は股関節内側を走る直線に沿って作用します。

このような負荷のずれにより、回転モーメントまたはトルク（偶力）が発生し、これによって股関節より上の体が遊脚側に傾斜します。

これに桔抗して平衡を維持するためには、トルクを打ち消すのに十分な反作用力（例えば、筋と靭帯）が働かなくてはなりません。

股関節では、この力は主として、前段でも説明したとおり、股関節外転筋（中殿筋と小殿筋）の筋力（図4のM）でまかなわれます。しかし、この力がかかる「テコ」の腕は、体重の一部の「テコ」の腕の約1／3に過ぎません。

すなわち、筋力の「テコ」の腕（b）と体重の一部の「テコ」の腕（a）の比は、ほぼ1：3になります。このため、片足立ちで股関節が安定するために必要な筋力は、体重の約3倍となるのです。すなわち、股関節が耐えなければならない圧力（例えば、歩行時）は、計算上、体重の一部（K）の4倍より大きくなります。このように、股関節は、常に変形性関節症性の素因を作る極端な負荷にさらされていることが分かります。

バランスをとって、軸をずらさない姿勢を維持することが、股関節を健全な状態で保持することです。そのために身体のテコの原理と運動軸について理解しましょう。

股関節の運動は球関節なので、大腿骨頭の中心を通ってお互いに直交する運動軸を持って、3次元での運動が可能となります。それは、屈曲（前屈）と伸展（後屈）、外転と内転、内旋と外旋の6つの主要な方向に動かすことができるようになっています。

重要なことは、直交する運動軸が一点であり、常に中心となって運動を行っていることです。

【図4】股関節が耐えなければならない圧力

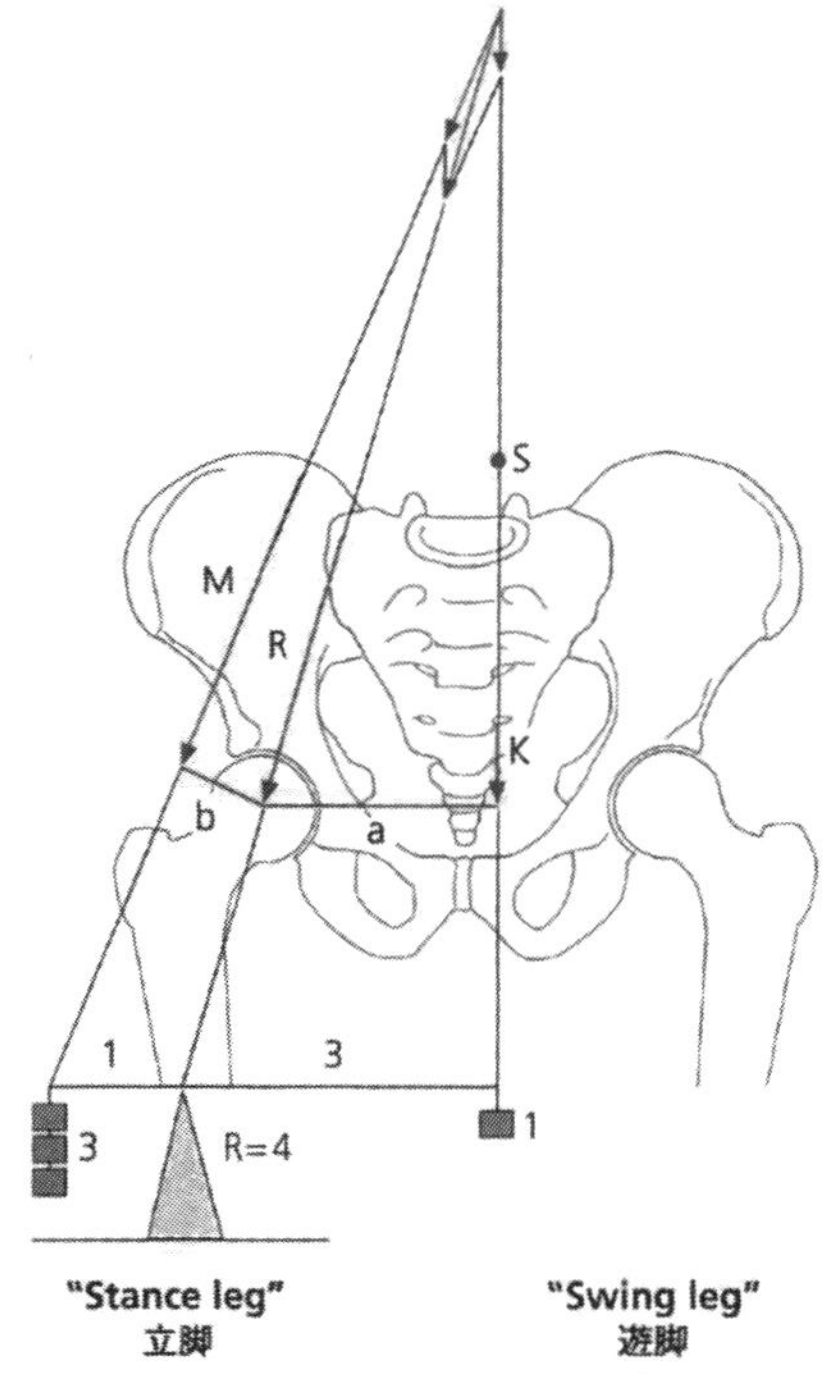

【図5】股関節の三次元運動

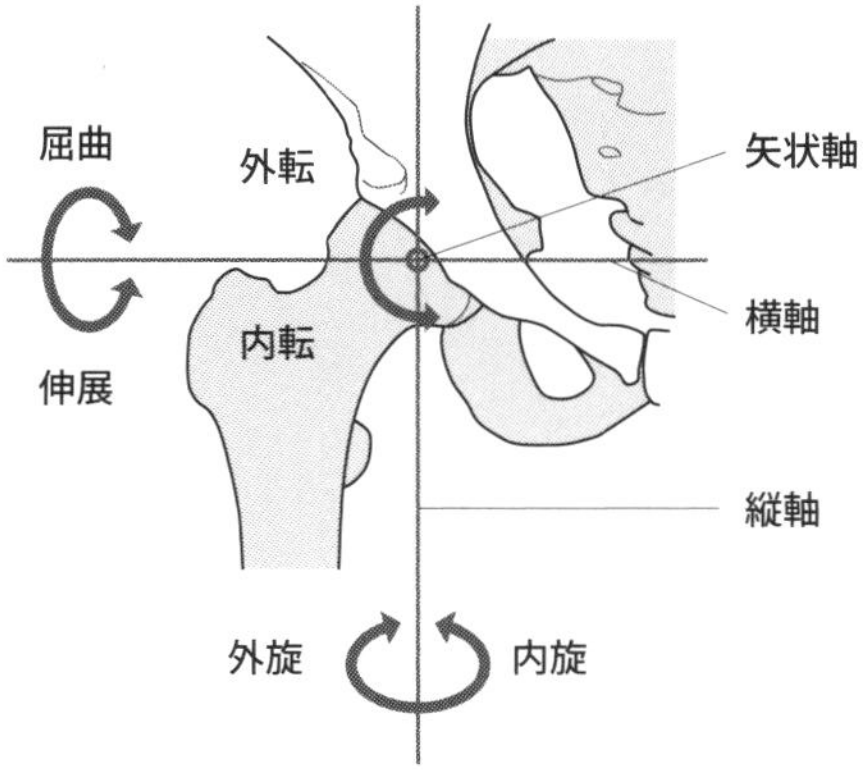

股関節が悪い場合と、ひざが悪い場合では、歩行時に大した差がなく、どちらが痛いのか判別し難いのですが、階段など段差がある場合の昇りでは、顕著に差が出ます。股関節が悪い場合、痛みによって足が上がらない、左右に身体が揺れて、何かに掴まらなくては登れない、などの状態となっています。また、足が開かないなどの制限もあり、方向転換に支障をきたしているなど、痛みと可動制限の二重苦となるわけです。この改善方法については、さまざまな方法があり、検査法も多岐にわたります。

そこで、寛骨臼の方向に注目してみましょう。寛骨臼は、前方に約17度の角度が正常とされていて、この前方角は、股関節の安定性と大腿骨頭の坐位に影響をもたらしています。大腿骨頭が寛骨臼の中心に位置し、大腿骨頚が正常な前捻角をもつ時、膝蓋骨は前方を向き、下腿全体のアライメントを維持します。

股関節は、大腿骨頭が寛骨の寛骨臼と関節しています。この2つの関節する骨の形のために関節は、球関節（ball-and-socket）と呼ばれる特殊な型（臼状関節）になって、ほぼ球形の大腿骨頭は約2・5センチの半径の彎曲をもって、寛骨臼の中にほぼ収まっています。この形が維持されるように運動を指導すれば、股関節で苦しむこともなく、快適な生活が送れるようになります。

腱引きのケガ学では、前段で述べた通り寛骨臼の調整に重点を置いて、運動軸が一点に納まるようにします。注目すべきは、骨盤輪が形成され、この安定性が体幹の圧負荷を下肢に伝えるための必要条件となっている以上、腸骨、恥骨は動くことができないことが分ります。骨盤が変形する要因は、座骨だけが動くことを許されているのです。その結果、仙腸関節による微調整によって骨盤の安定を図っていることが分かります。すべてのゆがみは座骨が震源地となって伝播していくと考えています。

女性の場合は、出産後の恥骨結合のずれもありますが、多くの場合、現代の生活様式が「腰掛ける」となって、座骨が外側に広がり、股関節に近づきすぎる事から生じています。

座骨が外側に広がると寛骨臼は外向きとなって臼は浅くなります。そうすると大腿骨頭靭帯が大腿骨側に引っ張られるという現象が起き、痛みを緩和しようと足は外に向いてしまいます。ケガ学では、これが股関節変形症の始まりと捉えています。

体幹全体に影響を及ぼす下肢の起点である股関節が不安定になる要因として、寛骨臼関節唇損傷が挙げられます。この現象は、体幹のアライメントの保持できない状態となって関節唇圧が増加して損傷を招いています。すなわち、この現象を解決すれば寛骨臼関節唇損傷は避けられ、股関節が

【図6】股関節の向きと膝の向きの関係

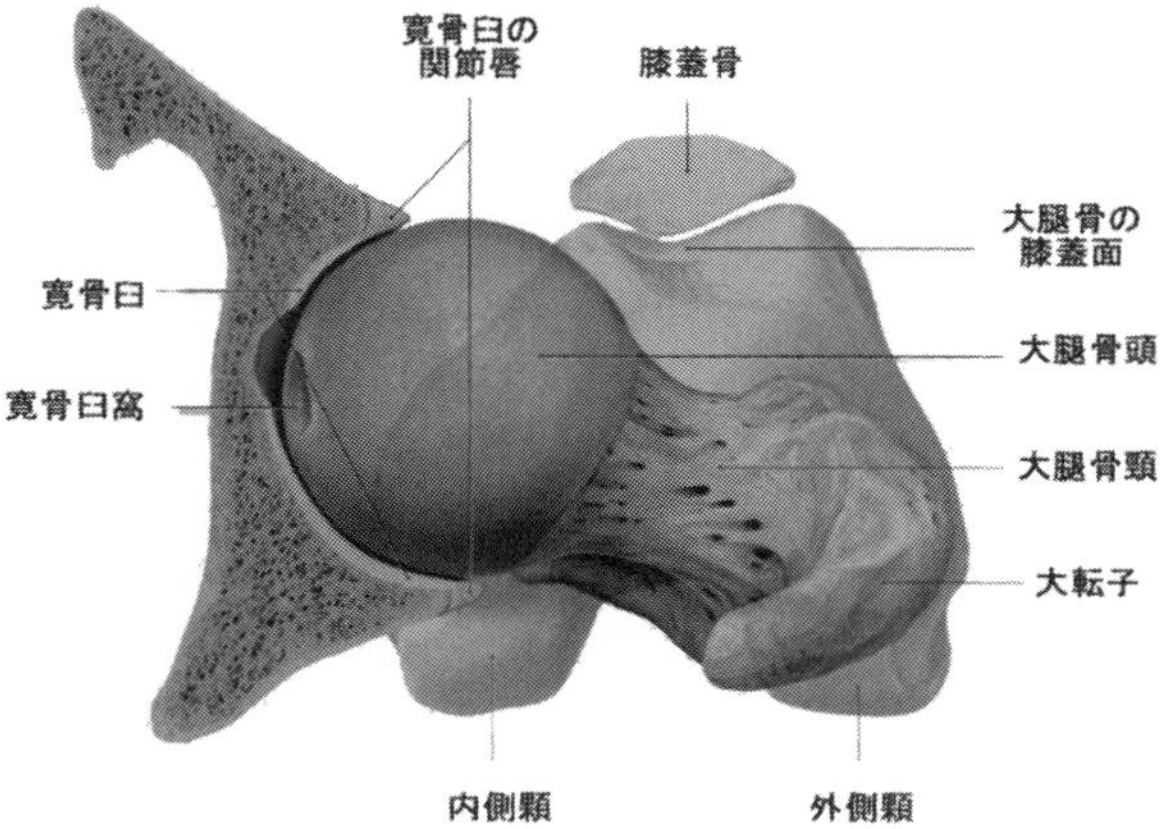

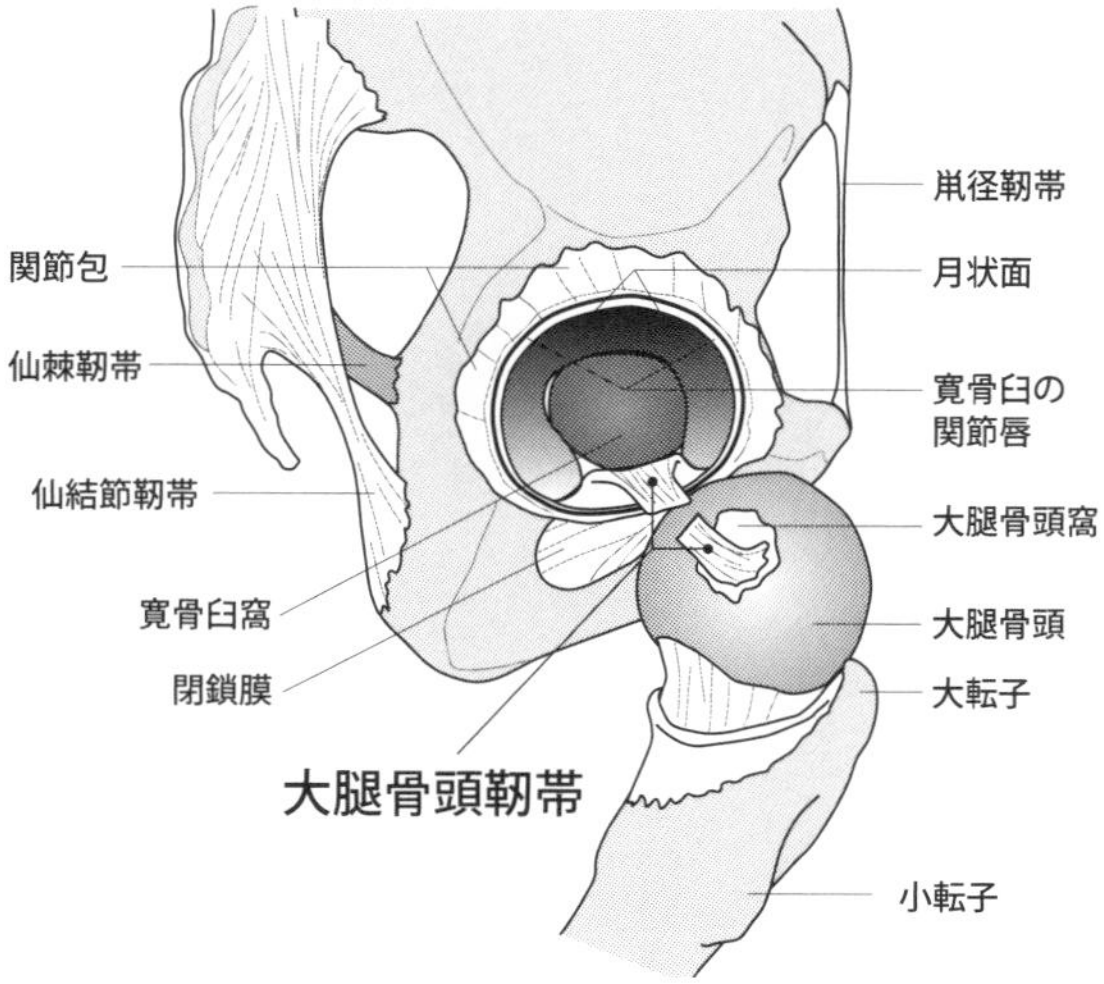

上図は股関節部分を上（頭上）からみたところ。球状の大腿骨頭はやや開く形で寛骨臼の関節唇に覆われている。下図は大腿骨頭靭帯の構造。寛骨臼が外向きに拡がるとそれだけ大腿骨頭靭帯に負担がかかる。

【図7】股関節の中心軸と座骨結節の調整

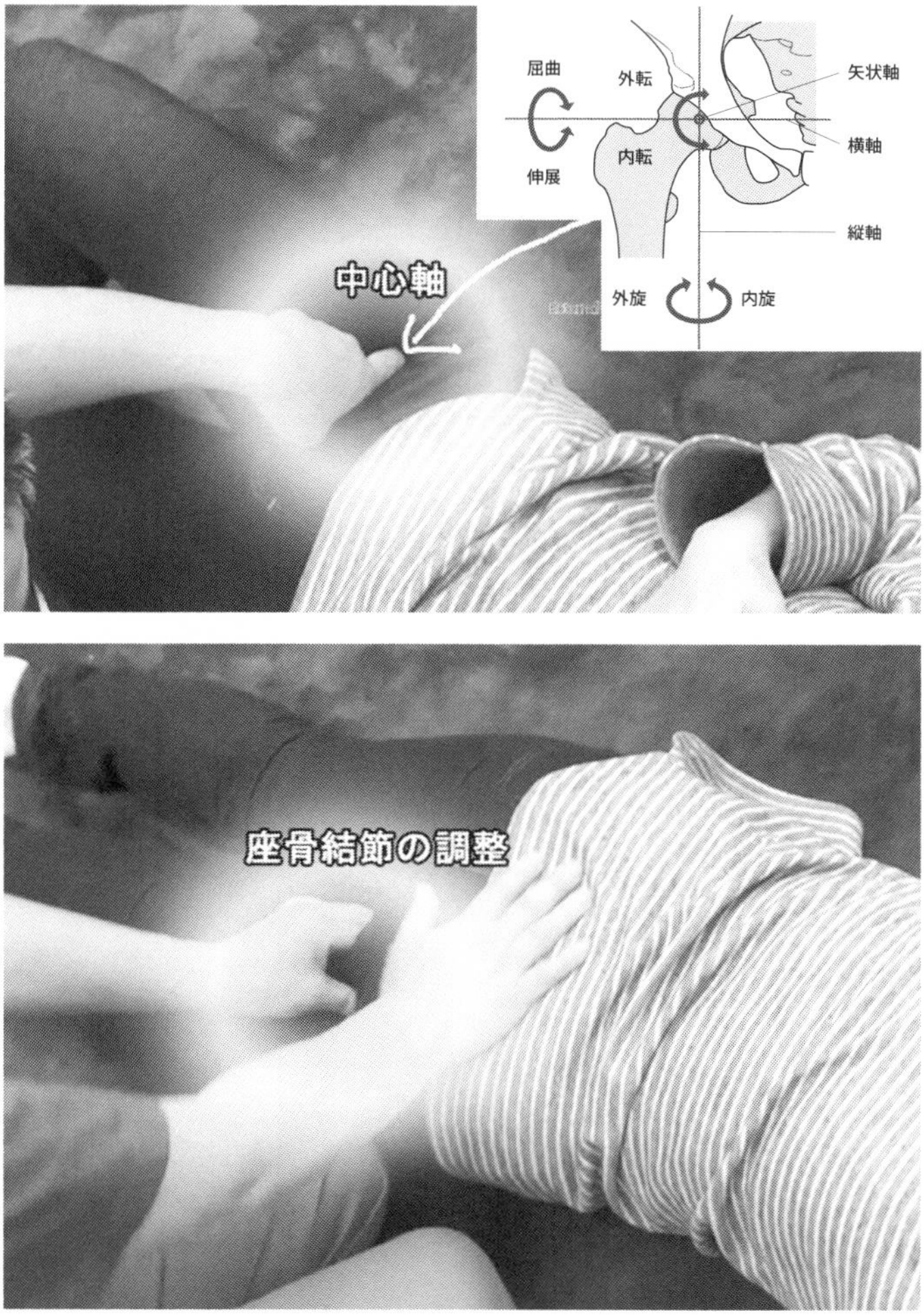

股関節で直交する３つの運動軸の中心のズレを制御することでアライメントを整える。また、ハムストリングスと大腿四頭筋の張力関係を調整することで、大腿の拮抗関係を整える。

安定するということになります。

そこで、腱引き療法では、古来より股関節の筋を引くとなっていましたが、今は〝股関節の軸調整を行う〟に変更して調整を行っています。

股関節の運動軸は、球関節なので3つの運動軸をもち、3つとも大腿骨頭の中心（股関節の支点）を通って、お互いに直交する場所が運動軸となります。ここを上から圧して位置ずれを制御することで痛みは伴いますが、関節受容体は活性され、中心軸を中心として、運動起点を一点にもっていく様です。

4 大腿と骨盤周辺の拮抗関係

今まで語れていた骨と軟骨の関係は、股関節症にとって一部であり、結果でしかないと私は思っています。この軸調整は練度が必要となり、一撃改善を目指す我々にとっては、様々なアプローチで運動軸を揃える様にしています。アライメントが整えば、痛みは消滅して、屈曲・進展の範囲は驚くほどの広がりを体感することになります。

もう一つ重要なことは、大腿の拮抗関係を整えるということです。座骨結節を起点とするハムストリングスと、腸骨を起点とする大腿四頭筋の張力関係を調整することです。

この調整は、うつ伏せになってもらい、直接座骨結節のハムストリング起始部を強くさすりながら、座骨を内側に動かしていきます。この時、もう一方の手は仙腸関節に当て、振動を押さえ込みます。簡単な手技ですが、骨盤の歪みはこれで大部分解消されます。

股関節の調整は、下腿全体の調整の一環でしかなく、その部位だけを捉えて調整をすることは、間違えであることに気付いてほしいものです。

重要なことは、足の裏からの体重情報の伝達が正確でないと体幹バランスは崩れ、平衡感覚の維持のために余計な筋肉運動が行われ、快適な状態では無くなってしまうということです。

腱引き療法ケガ学では、すべての施術において体重情報受容体の活性を促します。靴を履きなれた生活において乱れてしまった足裏の情報源を活性することは、健康を維持していくうえで大変重要なことです。情報源の乱れによる微妙な誤差が、体幹バランスの乱れを生み、蓄積されれば股関節症や膝関節症、腰痛の原因となってきます。■

【図8】足裏の体重情報受容体の活性

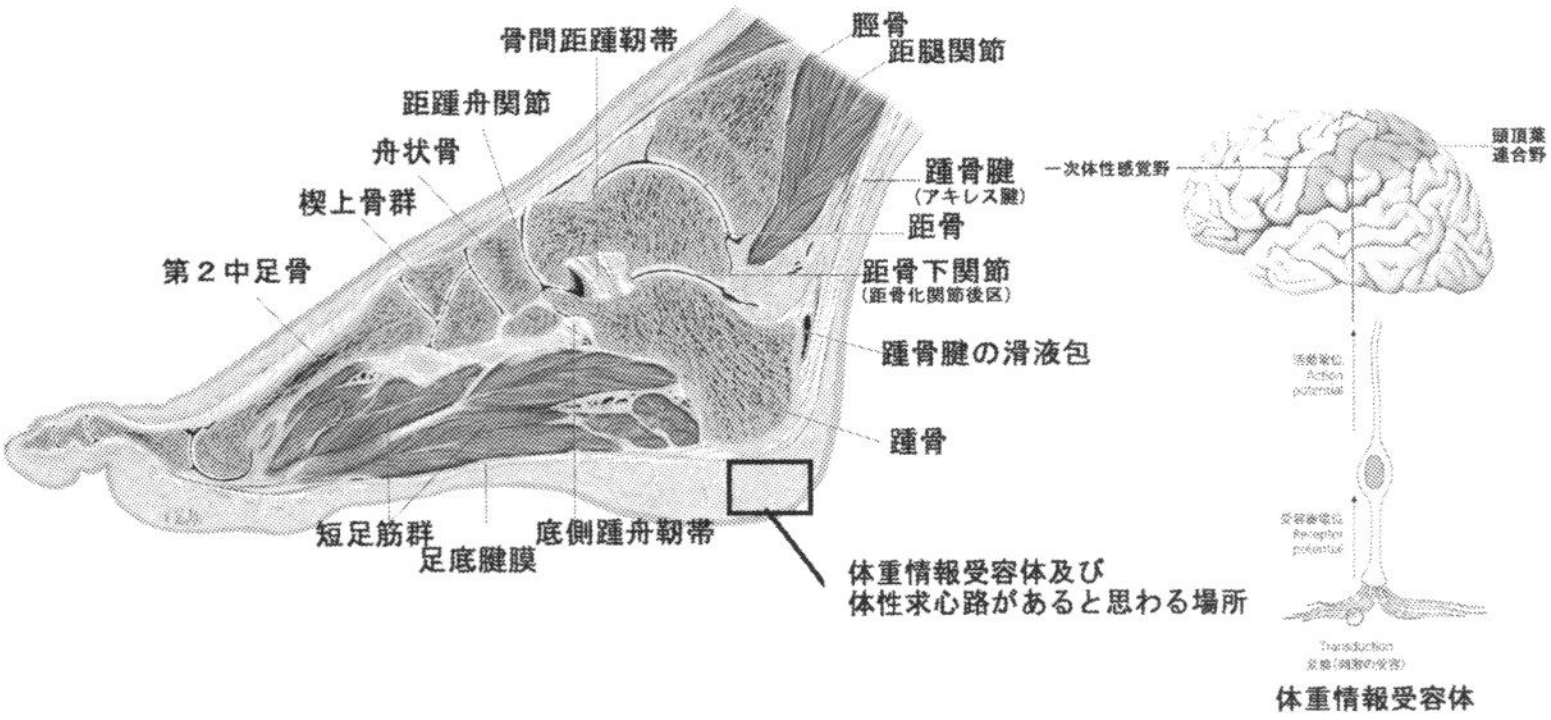

股関節の調整はあくまで下腿全体の調整の一貫に過ぎない。重要なのは身体を支えている体重情報が正確に脳へと伝達されること。その伝達が正確でないと、体幹バランスが崩れ、平衡感覚を維持するために余計な筋肉運動が行われることとなってしまう。

Chapter

6

膝関節のケガ学（その1）

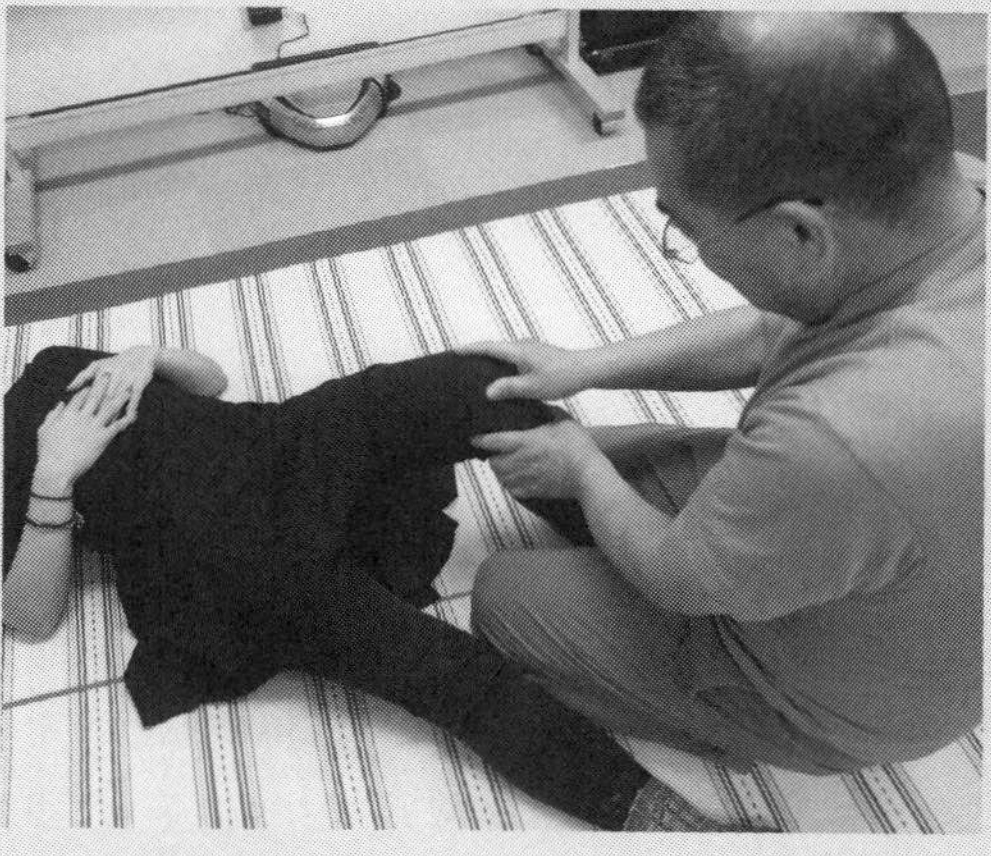

膝関節は身体の中で一番大きな関節で、大腿骨（太ももの骨）と脛骨《けいこつ》（すね）の継ぎ目にあたり、さらに「お皿」と言われている膝蓋骨《しつがいこつ》の3つの骨から成り立っています。

大腿骨と脛骨、膝蓋骨と大腿骨の接触面（関節面）は関節軟骨というクッションで覆われており、大腿骨と脛骨の関節面にはさらに「半月板」という三日月形のもう1つのクッションがあります。

そのほか、大腿骨と脛骨の間には靭帯が4本張っていて、この靭帯により膝関節の前後左右の安定性が保たれています。また、膝を曲げ伸ばしする働きは筋肉や腱によって行われており、大腿四頭筋や膝蓋腱は膝を伸ばす働きを、膝屈筋は膝を曲げる働きを担っています。

さらに、膝関節全体は「滑膜」という薄い膜で裏打ちされた関節包という袋に包まれています。滑膜では関節液がつくられ、膝の滑らかな動きや関節軟骨の栄養に大切な役割を果たしています。

私たちの下肢には、股関節、膝関節、足関節（足首）の3つの大きな関節があり、それぞれ下肢を動かす機能と体重を支える機能の2つの大切な機能を果たしています。その中でも膝関節は下肢の関節の中心的な役割を担っています。膝関節の可動性は広く、たとえば膝の曲げ伸ばし(屈伸運動)では、歩行で約60度、しゃがむ動作で約100度、正座では約140度というように、広い範囲の屈伸運動を担っています。

2 〝膝の痛み〟とは何か？

膝の動きを皆さんは十分に知っているし、捻った経験のある方もいると思います。整形外科では、靭帯損傷、軟骨がすり減っている等々の話をよく耳にします。膝専門外来があるほど多くの患者さんが悩んでいる病気でもあります。

しかし、多くの患者さんは、西洋医に診てもらっているから、整体師、柔整師、鍼灸師に掛かっているからという安心感だけで、改善については厳しく追及せずに、痛みを受け入れて生活しているのが現状だと思います。

膝の病については、我々人類の有史以来の悩みであり、研究課題であったはずなのに、痛みや可動域の改善に関しては、手術以外に劇的な方法が編み出されていないことに気付くべきです。

それは痛みについて何か考え違いを起こしていると言えるのだと思います。もう一度、〝痛み〟について考えてみましょう。

私たちの関節は、骨・筋肉・靭帯・軟部組織の４種類の制限があり、これらすべての要素が関節

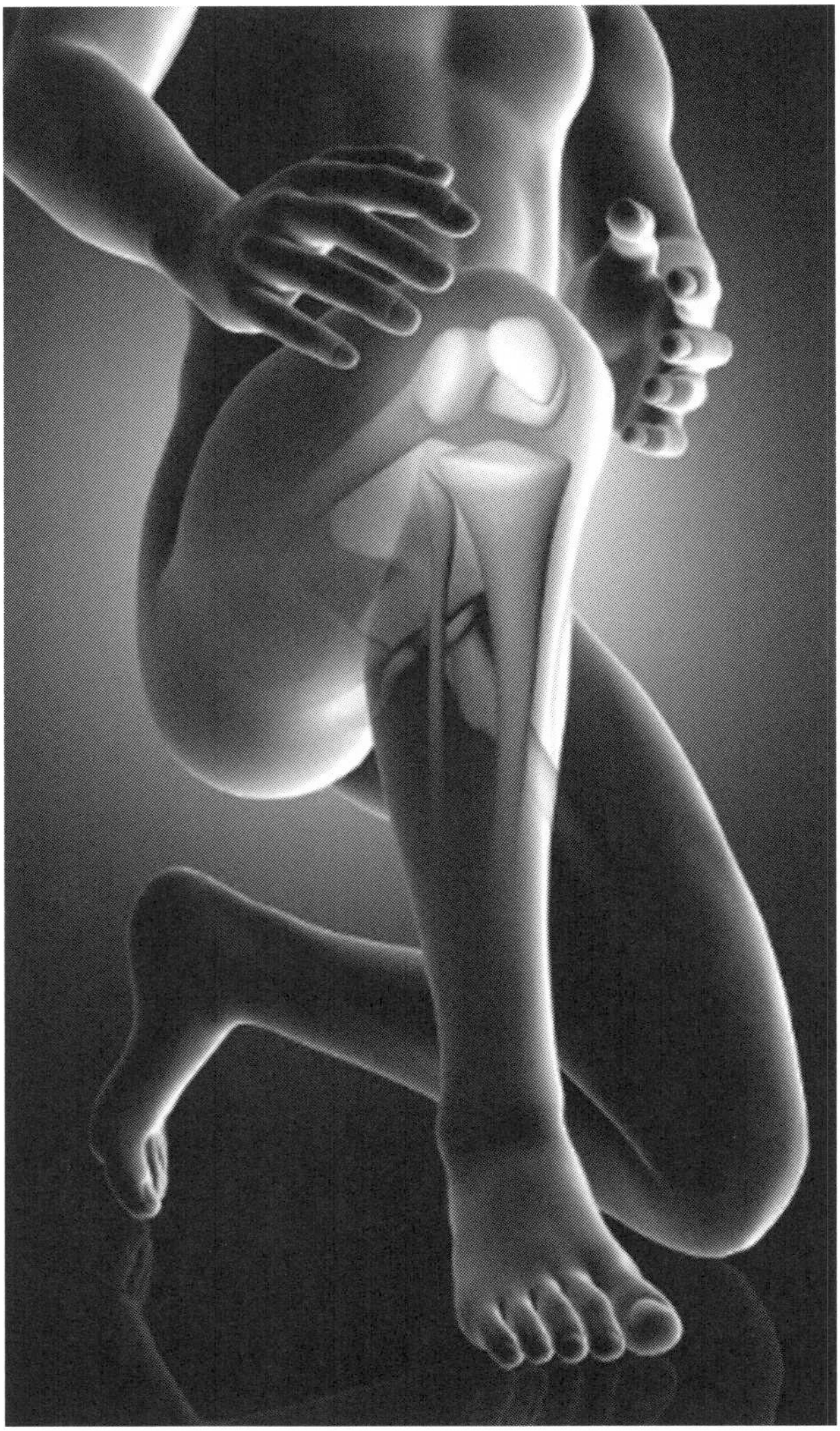

の運動範囲を決定しています。この制限に従って脳は様々な運動を行えるように運動プログラムを組んでいますが、何らかの障害が発生した場合、脳は傷ついた膝周辺だけの制限をもって、膝を動かさない運動プログラムを提供するだけです。

その制限だけでは、遠位からの影響を受けてアライメントが維持されず、結果として痛みを与えることによる制限を促しているだけなのです。

3 痛みについての学術的証明

「顎関節症における筋痛と筋膜痛のとらえ方・接し方」という、原節宏先生（日本歯科大学歯学部 准教授）の論文には、明らかな筋の損傷を伴わない運動後、数時間から数日して生じる局所性筋痛（遅発性筋痛）について詳しく、その機序について論じられています。

遅発性筋痛は膝を含むあらゆる関節痛にみられる現象で、「不慣れな運動を長時間行うと1〜2日後にピークの痛みが生じる。実験的に再現する場合は、伸張性収縮により再現できる。等尺性収縮や短縮性収縮では再現されない」。運動開始後24時間まではブラジキニンやプロスタグランジンが発現しているが、24時間以降は出ていない。よって、24時間以降（次頁図1の1日以降）の痛みは、

【図１】筋活動様式と筋肉痛

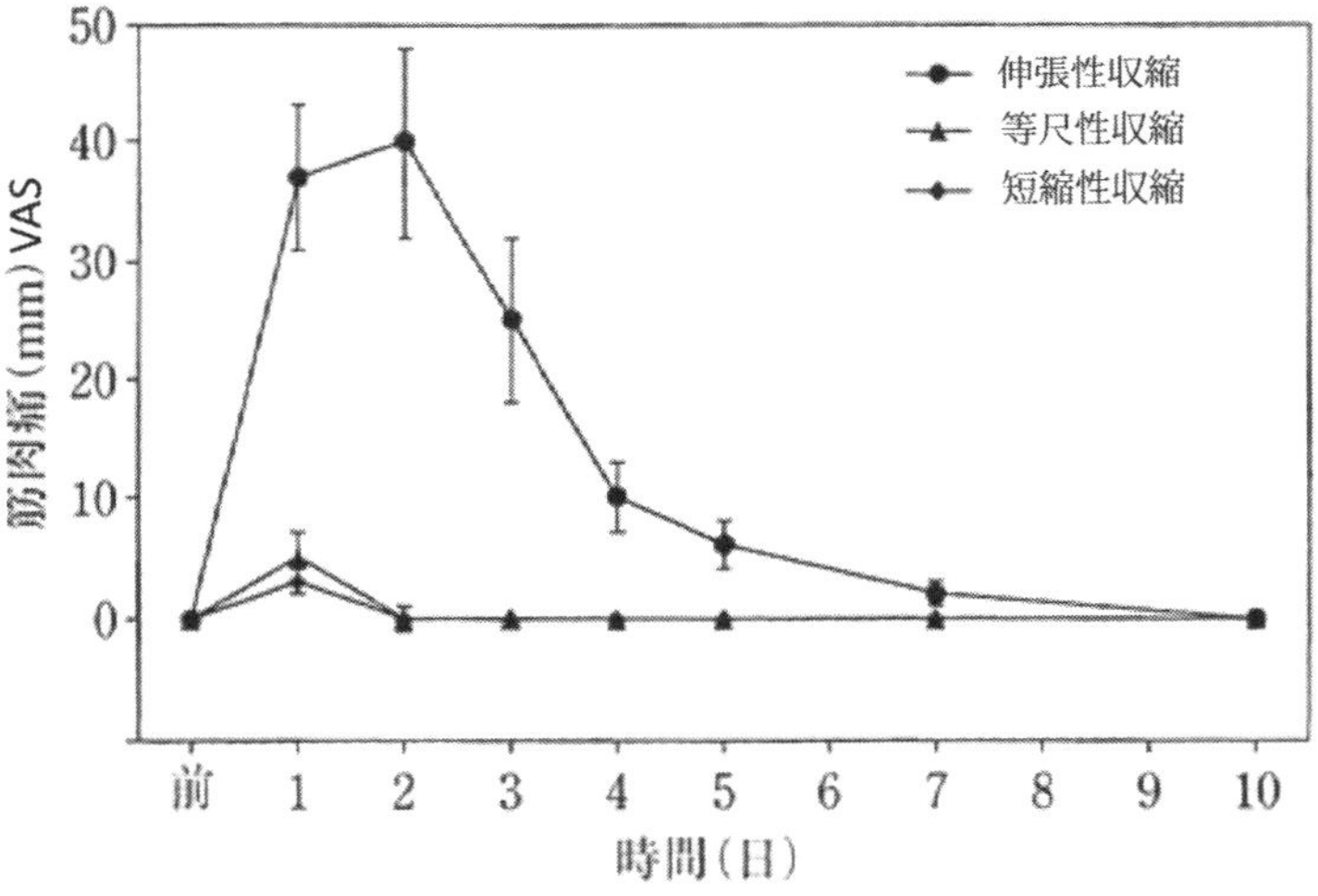

これら発痛物質による痛みではない。発痛物質ではなく、関与しているのは、神経成長因子（NGF: nerve growth factor）である、としています。

ヒトを使った、遅発性筋痛の実験では、〝実験的に遅発性筋痛を生じさせたところ、圧痛部に索状の筋硬結を触知した。また、その部分を鍼《はり》で刺激すると筋膜性疼痛における関連痛パターンが生じた。遅発性筋痛の圧痛部に筋硬結があり、その痛みは筋膜性らしい〟とのことで、この実験結果は、腱引きにおける治療方向と一致しています。

また、ウサギの実験で、伸張性収縮を繰り返し行わせた場合、筋原線維の損傷が随所で認められたが、等尺性収縮では全く損傷がなかった。筋原線維レベルには痛みを伝える細径神経線維は存在しない。

筋原線維を包む筋繊維では、好中球やマクロファージなどの単核細胞の浸潤があった。筋繊維の基底膜や筋内膜のコラーゲン繊維・フィブロネクチン・プロテオグルカンなどのタンパク質が損傷している。

筋膜性疼痛《とうつう》と類似点が多い遅発性疼痛では、筋原線維が損傷し、それを契機として、周囲を包む筋膜層における組織変化が疼痛の発生源として大きな役割を果たしている、と推定されるとのことです。

【図２】筋紡錘が伸展された場合の反射

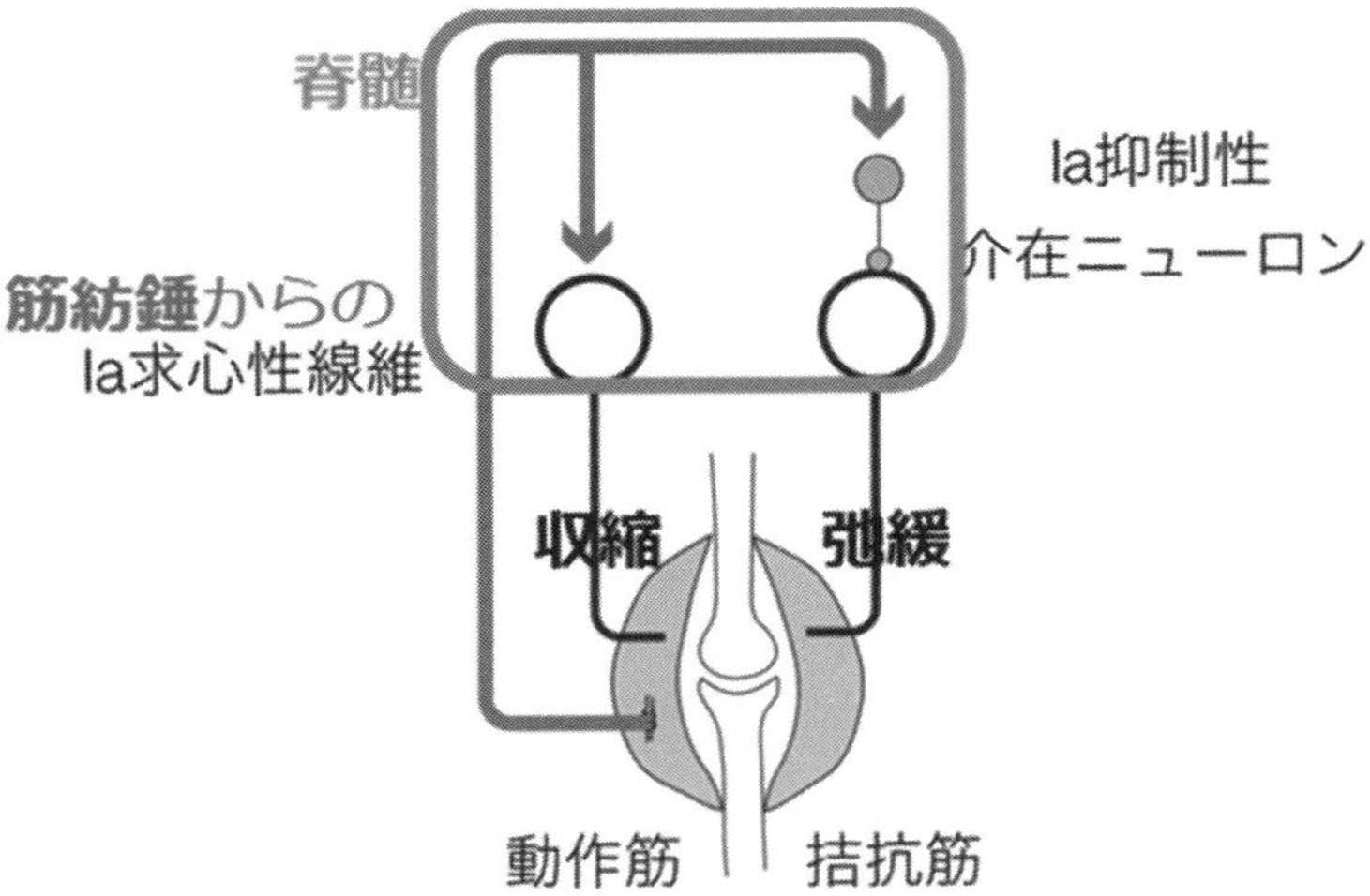

学術的な検証結果を記載させていただきましたが、痛みについて今までの考え方を一蹴する非常に大事な論文であり、腱引きが痛みを除去できる証明でもあります。

要するに痛みというのは、筋紡錘が非常に敏感な状態であるため、体の動きによって何度も何度も、いわゆる伸張反射を介して筋硬結が維持されることになるため、神経成長因子も出続けている状態だということです。

腱引きにより治るのは、腱を引くことにより腱紡錘を刺激し、腱紡錘反射を利用して筋硬結が解除する、または伸張性収縮を作り出す「剛引《ごうび》き」によって拮抗筋の反射を介して、Ia抑制性介在ニューロンにより筋硬結が解除されるからです。

また、「擦《さす》り」注によりルフィニ小体受容器を介して交感神経を静め、筋硬結が解除され、血流も改善し、神経成長因子も局所から流れ出し、筋硬結が解除されます。

【注】「擦り」とは筋整流法の七つの奥義の七番目に位置している技法。さする方向は膠原繊維に沿い、摩擦熱を発する程度のスピードで筋硬結した部分に対して行う。「奥義であるがゆえに簡単には到達できないと思いますが、まず真似てみることが肝要だと思います」（小口）。

こんなに難しい話が飛び込んでくるほど、現在の生理学は多方面に渡る生命現象を証明してきました。しかし、四百年前の古式腱引きの時代から可動域の復活や痛みに関しては、施術方法が考案され、実践されてきました。それが証明されただけのことで、わたしが行っている腱引きの奥義に関しては、不変のまま伝承された術だと思っています。

4 観察から見つけ出されること

膝が痛くて曲がらない方は、どこが痛くて、なぜ曲がらないのか？　何故《なにゆえ》、膝裏の腱がこんなに張っているのか？

歩く時のバランスはどんな感じなのか？

もう一度、総点検ならぬ総観察と、別角度からの触診を何人もの方にさせてもらいました。その結果、共通項が見つかりました。

・膝下の靭帯付着部の腱がなんとなく凹々としている。
・ハムストリングの半腱半膜様筋と大腿二頭筋の腱が異常に固い。
・坐骨結節のハムストリングの起始部がブカブカした感じである。

今までの膝の施術で改善が思わしくない方におかしいと思った箇所に「擦り」を入れてみました。なんとなく凹々した箇所は平らになり、膝関節に付着する腱の異常な硬さは和らぎ、坐骨結節のブカブカ感は無くなり、その結果、膝の痛みが無くなったり、階段の上り下りができるようになったり、正座ができるようになったりしました。

その結果を踏まえ、この３つの調整法のストローク・強さ・スピードを様々な人に試験させてもらいました。

この結果をもたらしたものは何か？

調べれば調べるほど範囲がどんどん広がっていって、発生学や生理学、解剖学、脳神経、身体バランス、そしてニュートン力学までと、小さな点を探したかっただけなのに宇宙を探査するほどの広がりになってしまいました。そして、たどり着いた結論は、「人間ってすごい‼」でした。

一般生活ができるように不自由な個所は自分から様々な変化を行って何とかしていく、そして最後に動けなくなるまで迷宮の土壺にハマっていくということが判りました。もっと簡単に、単純に、この変化を停めて、元の状態に戻してやれば、痛みも可動域も短時間で改善できることに気付きました。

筋硬結がみられる場所は、タイドマーク（上部の軟骨層と石灰化軟骨層の境界。石灰化前線）が乱れていることが触診によって確認できます。

5 膝の痛みの原因は何？

西洋医学では、膝の痛みについて病名として捉えて大別しています。

まず最初に「変形性膝関節症」は最も頻度が高く、中高年以上の方で諸因なく膝が痛む場合、変形性膝関節症がまず疑われます。

二つ目には「関節リウマチ」などの炎症性の疾患によるもの。

三つ目には膝の周辺の骨折や、靭帯や半月板を傷めるなどの外傷によるものが考えられます。

さらに子供などでは、成長に伴う膝の痛みが生じることもあります。また、頻度は稀ですが、膝の部分に発生した腫瘍が痛みの原因となることもあります。

これらの痛みに関して西洋医学は、手術以外は原因の除去をしないで、痛みを感じさせない投薬治療や湿布治療などを行っています。その結果、痛みをごまかす治療では、時間の差こそあれ、膝は改善しないで悪化していきます。最終的に手術に向かって行くだけとなります。

6 〝曲げて痛い〟は〝伸ばして痛い〟と同義語

【図3】「痛み」を生み出す腱紡錘の構造

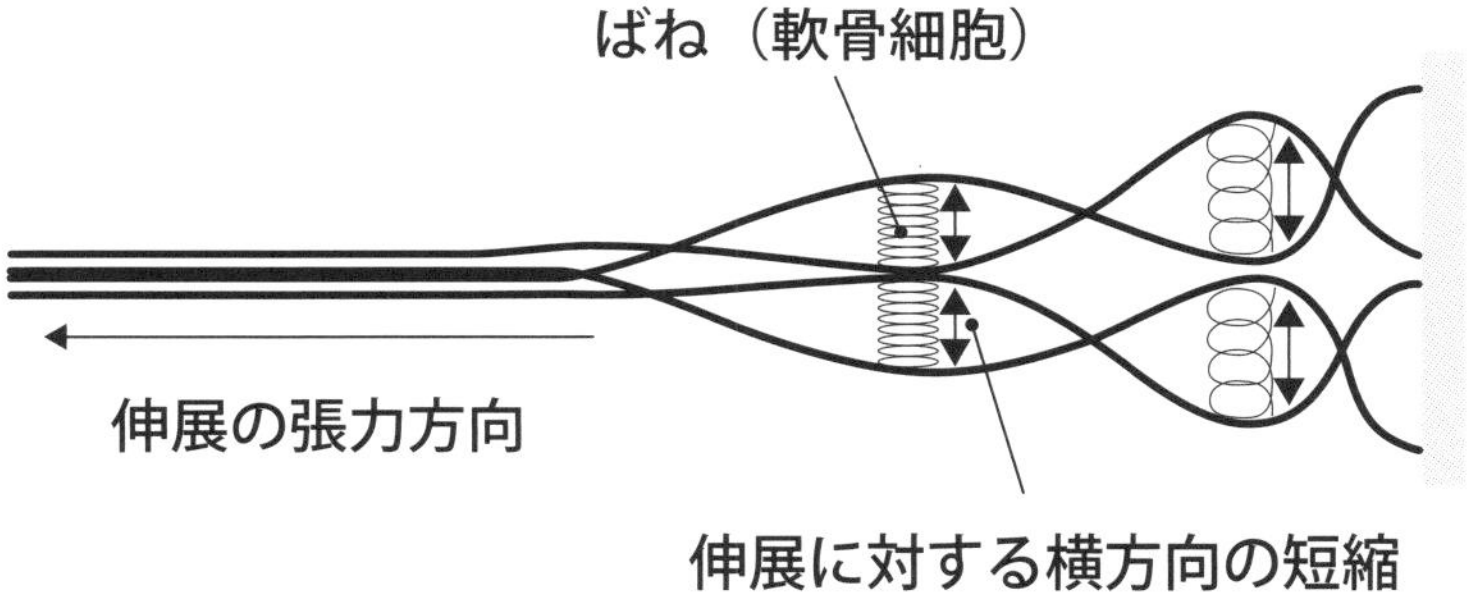

何故痛いか？　腱紡錘の存在に着目してみましょう。そして痛みという制限を補助する制限についても想像してみましょう。すると、以下のようなものが見えてきます。

①骨ぎわの軟骨細胞の増殖による伸張制限。
②滑液の流入による関節膨張。
③筋肉の起始・停止の構成。
④交叉部の滑走性。

脳は関節の可動域を制限する際、痛みの制限だけでは難しいため、物理的に制限できるように軟骨細胞を軟骨気質の中で増殖させたり、滑液を用いて関節を膨張させたりします。また、関節に関わる筋肉の起始・停止の位置がずれたり、交叉部の滑走性が悪かったりと様々な妨害をして、確実に制限ができるようにしているとしか思えません。ゆえに腱が伸びずに〝伸展できない〟となります。

7 膝と足関節の関係

寝ている状況で、彼女の右足は背屈しています。これは、下腿の伸筋群が緊張している証拠です。何故、伸筋群が緊張をしているのか？　考えてみましょう。

既に膝が痛いと訴えていますので、膝関節自体に問題があることは確かです。そこで注目するのが、長母趾伸筋と長趾伸筋の関係です。長趾伸筋の起始は脛骨の外側顆《か》（脛骨の上端で後外側方に張り出した部分）、長母趾伸筋の起始は腓骨前面となります。

この二つの筋肉は、膝下で交叉し、並走しながら足の指の伸筋として機能しています。そして注目すべきは、深腓骨《ひこつ》神経と長母趾伸筋が並走して、深腓骨神経が脛骨から腓骨に渡る際《きわ》をカバーしていることです。そして、膝下では長趾伸筋と長母趾伸筋の間に挟まれ、腓骨を回り込んで総腓骨神経に合流していきます。

これらのことを考えると、なぜ右足が背屈したかが見えてきます。答えは、「脛骨と腓骨の関係が悪い」となります。したがって「脛腓関節」が悪いとなります。脛腓関節の問題は、広範囲に及

【写真１】下腿伸筋群の緊張

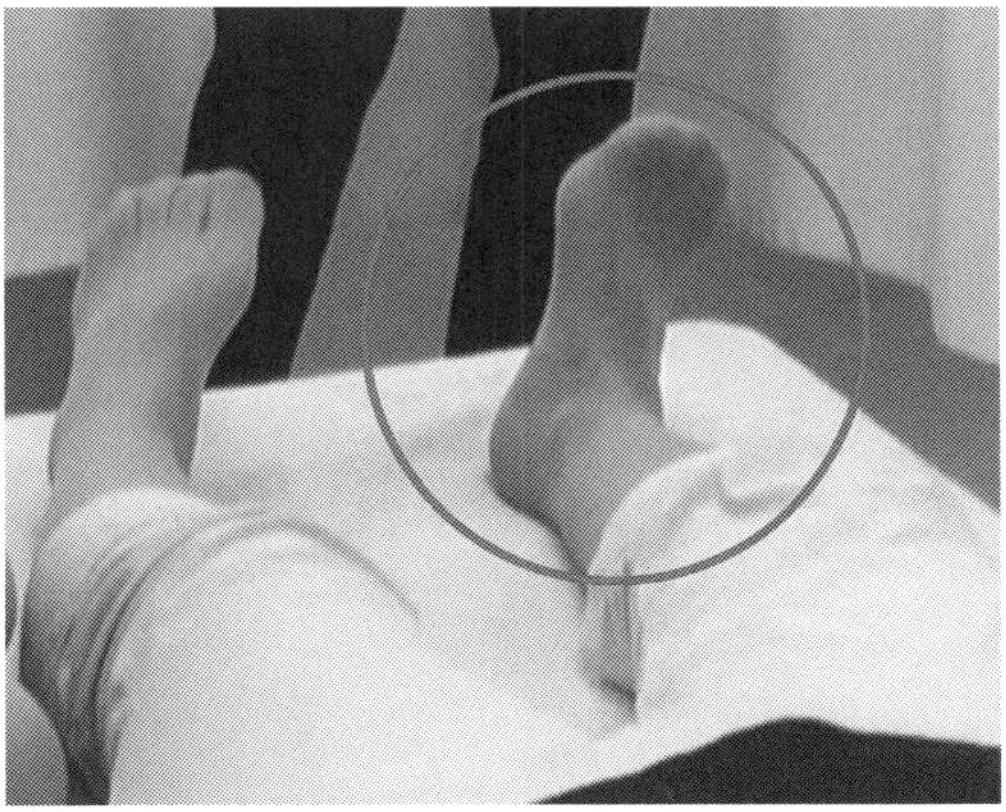

右足が背屈しているのは、下腿の伸筋群が緊張していることを示している。

【図４】長母趾伸筋と長趾伸筋の関係

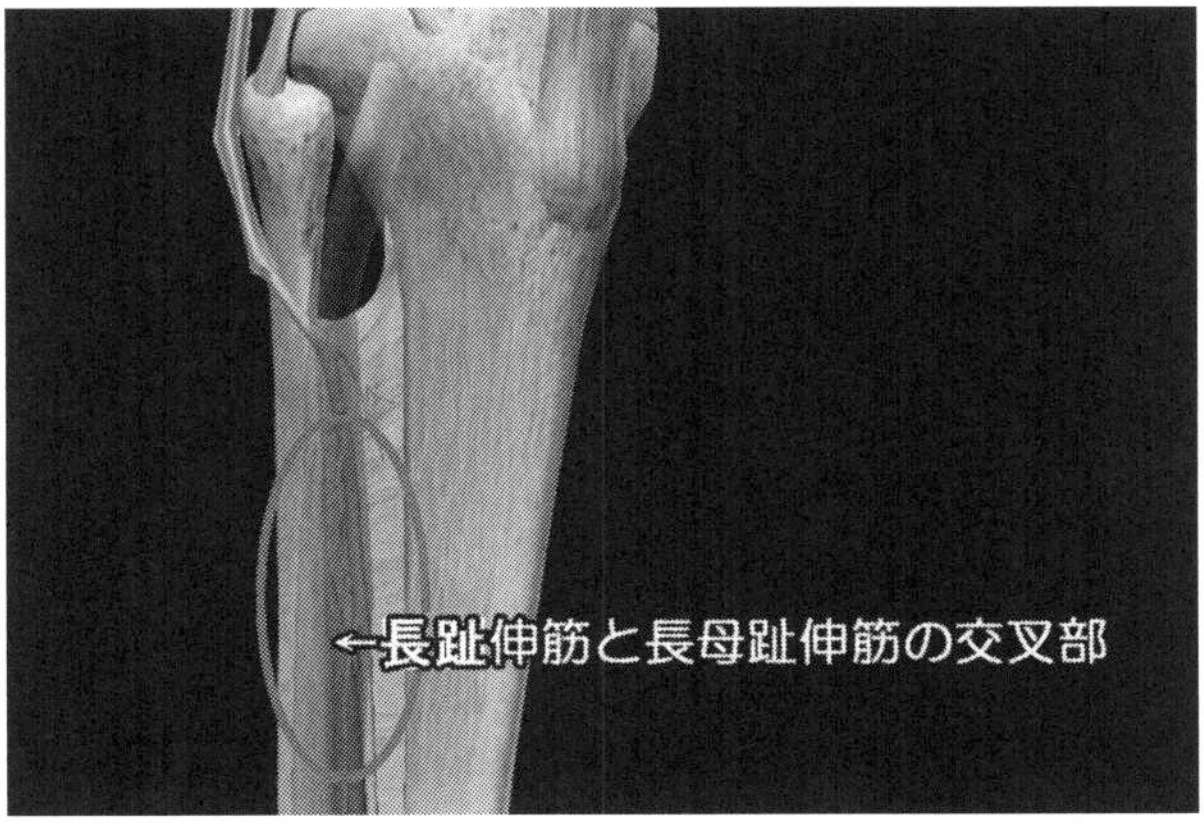

【図5】脛腓関節の位置

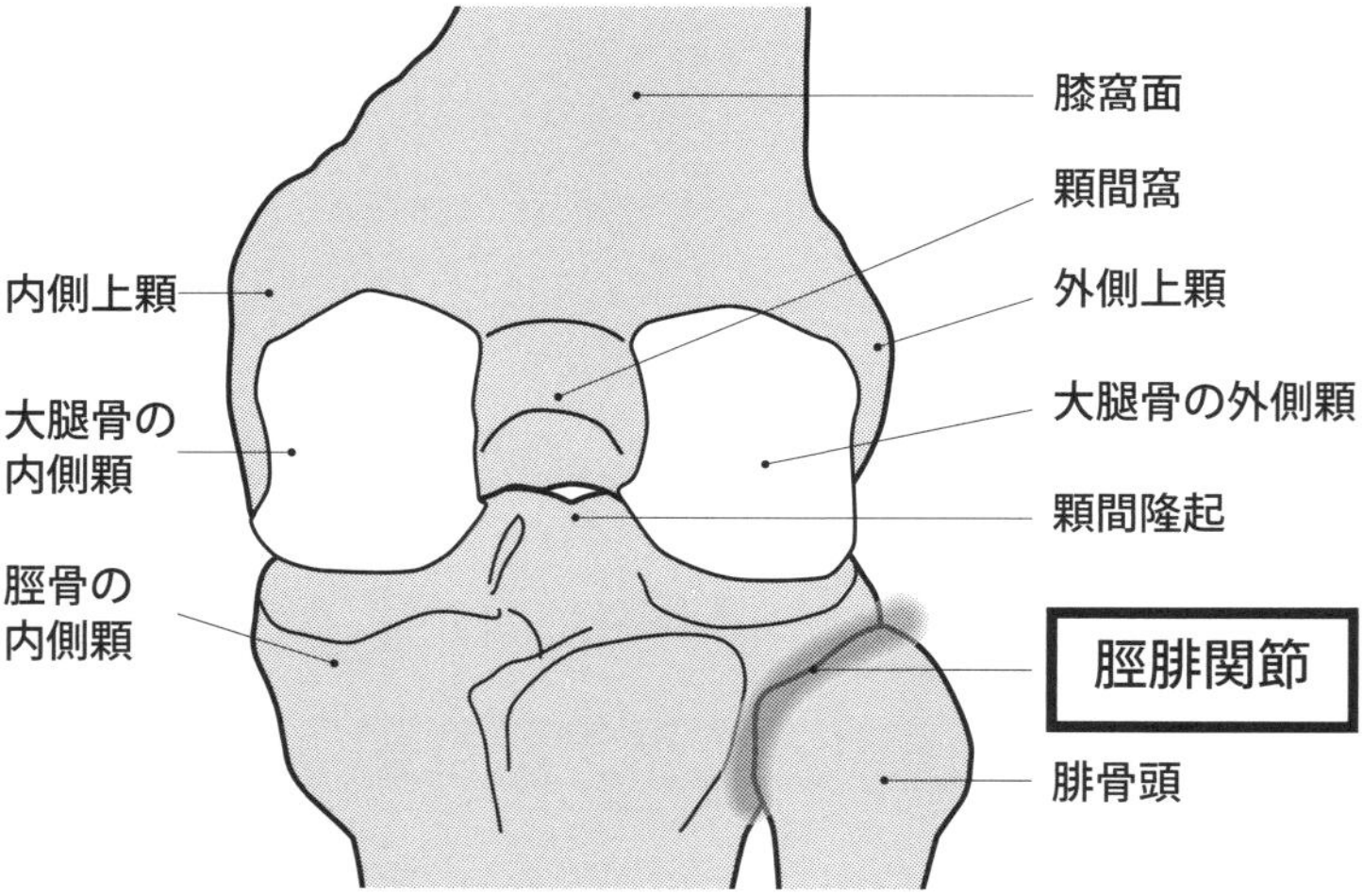

膝窩面
顆間窩
内側上顆
外側上顆
大腿骨の内側顆
大腿骨の外側顆
顆間隆起
脛骨の内側顆
脛腓関節
腓骨頭

びます。

膝を中心に考えます。

1、膝が真直ぐにならない膝関節の伸展損失。

2、膝関節の伸展損失は腸腰筋に問題。

3、腸腰筋の問題は股関節の軸ずれの可能性。

4、脛腓関節は腓骨の向きの問題。

5、腓骨の向きは長母趾屈筋と腓骨筋群の問題。

6、足底からの体重情報が正確に脳に上がっていない求心路の問題。

右足の背屈を見ただけで、ざっと数えても前記6つの問題に直面します。

これらの問題を一つひとつ解決してくことが、膝痛と可動域の回復を可能にしていく道です。観察を怠ることなく、施術を組み立ててください。■

Chapter

7

膝関節のケガ学（その2）

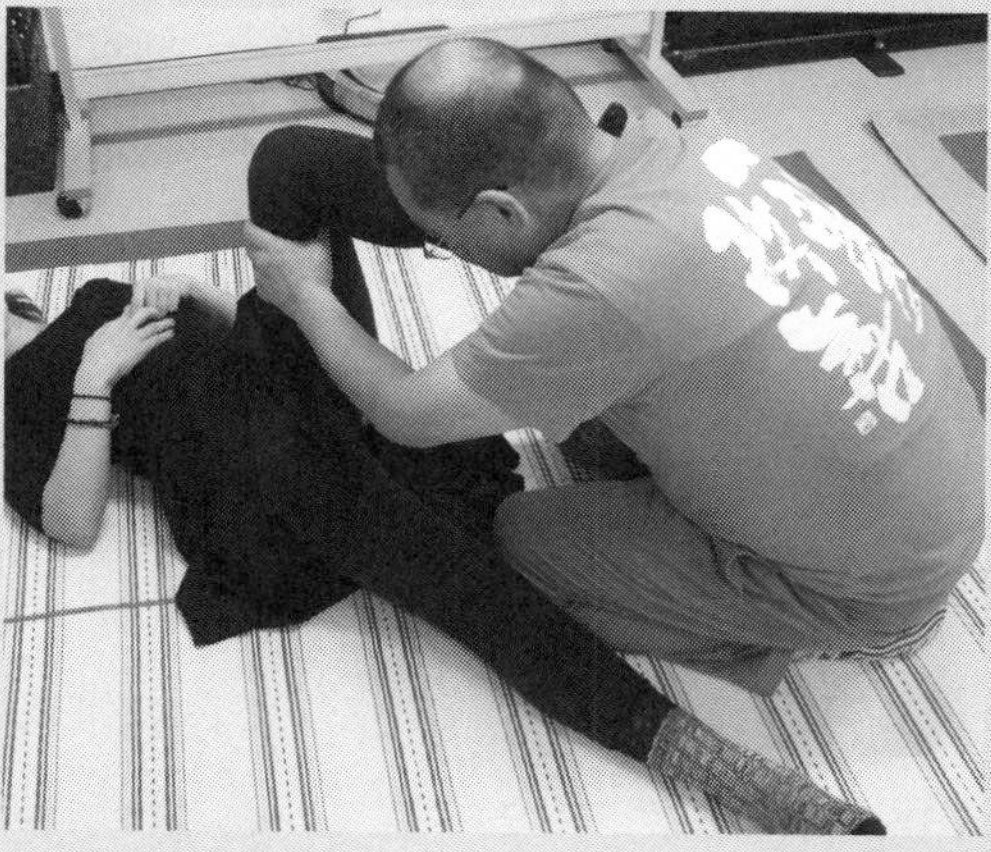

1 膝蓋靭帯のタイドマーク調整法

前項まで痛みを中心とした膝痛に関しての基礎知識について話をしましたが、古来からある腱引きの技を駆使しても膝だけを単独に治療するなどの伝承はなく、足全体、股関節から調整を行わないと膝痛を治すことは出来ないと伝えられています。本項は前項までの知識を生かしての施術方法についてお伝えいたします。

いつも膝蓋《しつがい》周りの接触診断を行うと、体表から凸凹とした感触が指先に伝わってきていました。筋肉のない靭帯部分からなので、筋膜の硬結《こうけつ》ではないことは分かっていましたが、炎症とも違う微妙な凹凸感がありました。特殊な感じでしたのでいつも気にはしていましたが、その正体については、追及することもありませんでした。

2018年の初頭、基礎的な解剖学総論の図が目に留まりました。それは、連続性および非連続性連結：不動結合と可動結合の中の関節軟骨の構造を説明していました。この図を見たとき、次のように閃いたのです。

「下肢全体のバランスの不具合により、脳は膝関節を動かさないように自己抑制をさせ、それを痛みという不快感で制御させている。

【図１】細胞組織とタイドマーク

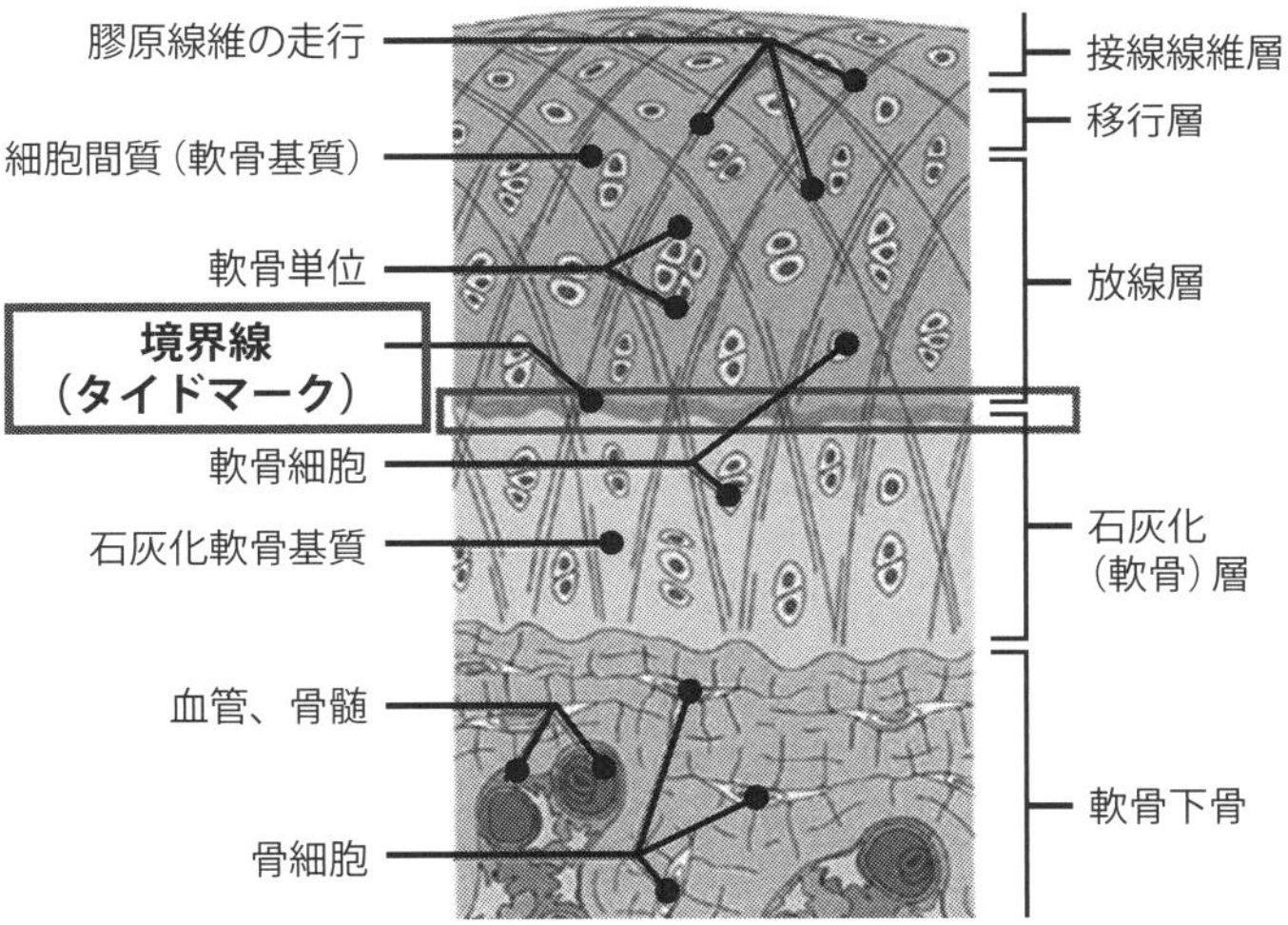

【図２】腱への圧迫による変化

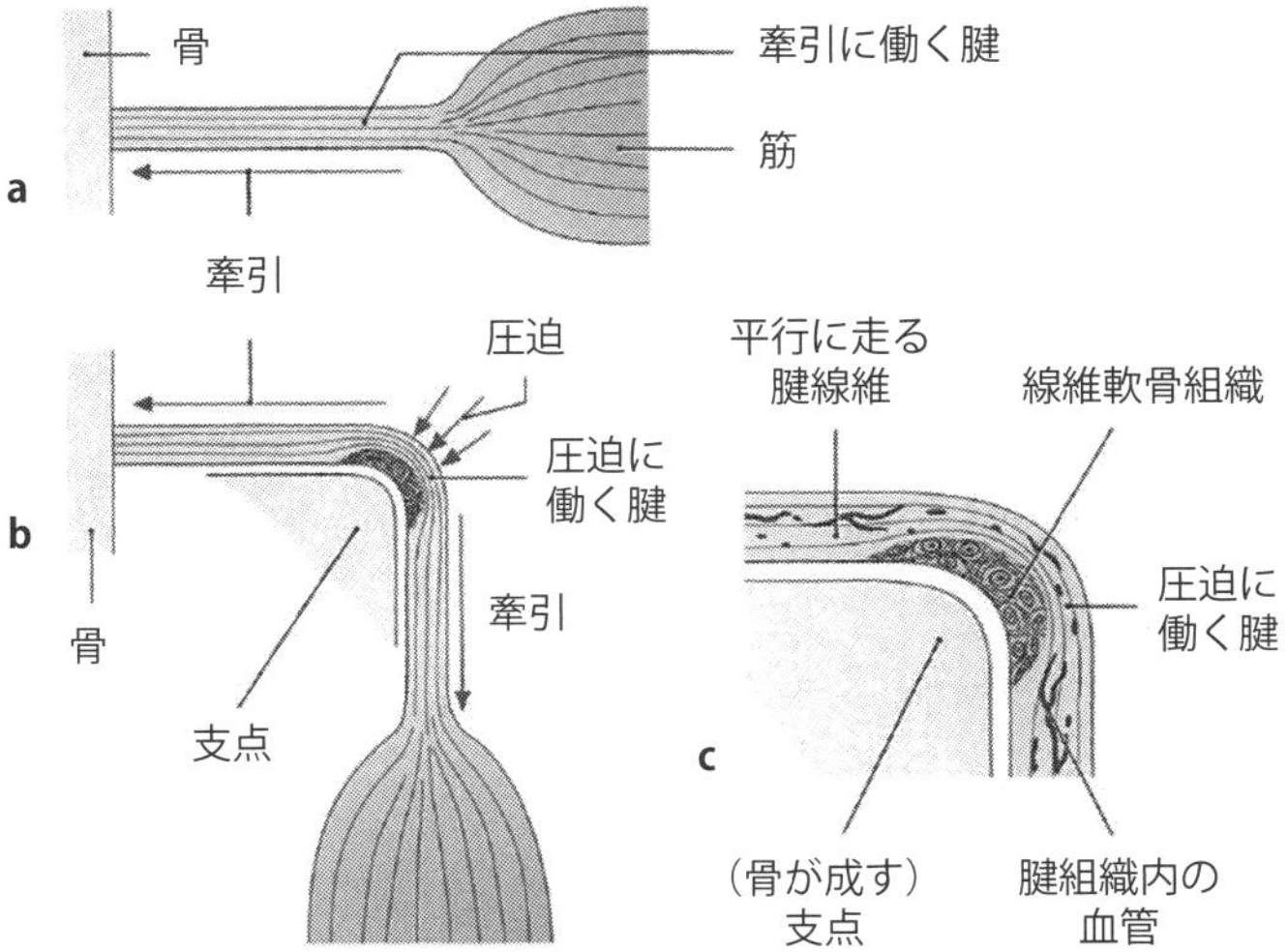

しかし、痛みだけでは可動の制限は実現しないため、脛骨《けいこつ》粗面と膝蓋靭帯の結合部では、石灰化軟骨基質の中で軟骨細胞が、増殖・膨張して石灰化層を軟骨下骨並みに硬化しようとしているのではないか。この方が確実に運動制限が出来るために、恐らく脳はこちらも選択しているはずだ」

これがリウマチなど関節が動かなくなっていく時に、痛みが無くなっていく現象だと閃きました。

この時、細胞を包む細胞外マトリックスはこの増殖や膨張について内圧が上がって歪《いびつ》な形となっていきます。この結果、境界線であるタイドマークは乱れ、滑らかさを失い、体表から触ってみれば、膠原《こうげん》繊維（結合組織の細胞間に見られる繊維）の走行ラインに抵抗を感じるほどの凸凹となっています。これが、タイドマークの乱れる原因であると結論付けました。なお、靭帯のタイドマークとは、石灰化層と接線繊維層を含む細胞間質を分ける境界線のことです。

まだ、閃きは続きます。それは、この乱れをどのように治すかということです。最近話題の細胞外マトリックスについてです。細胞外マトリックスは、細胞を取り囲む箱のようなもので、コラーゲンで構成されています。

コラーゲン繊維は40度以上で溶解しますので、この乱れを修正するには、力強く、摩擦熱が生じるようにさすれば凸凹もなくなり、軟骨細胞による関節の可動制限も解除されるということを突き止めました。

これがタイドマークの調整法であり、考え方です。あらゆる関節、筋肉の起始部に有効な施術です。

2 膝関節の調整法

それでは膝関節の調整法についてお伝えいたします。

1. 脛骨粗面と膝蓋靭帯の結合部の滑らかさの検査を行います。
左手で腓骨《ひこつ》骨頭の大腿二頭筋の腱を留めて、膝蓋靭帯を圧しながら検査に入ります。
2. 親指で膝蓋靭帯の外側を留め、右手親指は圧しながら右方向に滑らせます。
3. 膝蓋直下の靭帯に異常な凸凹が発見された場合は、圧するように靭帯を親指で「さすり」に入ります。
その後、膝蓋靭帯部の滑らかさの検査を行い、親指で滑りを確認します。
4. 膝蓋靭帯の部位を変えて、膝蓋伝いに検査を行います。
5. 外側側副靭帯などの他の部位においても同様な形で検査と施術を行います。
左手親指を下方に滑らしています。右手は留めの手として膝全体を包み込みます。
6. 左右の手を交代させながら検査を継続します。左手を留めの手として、右手は内側に滑らし

◎膝関節の調整

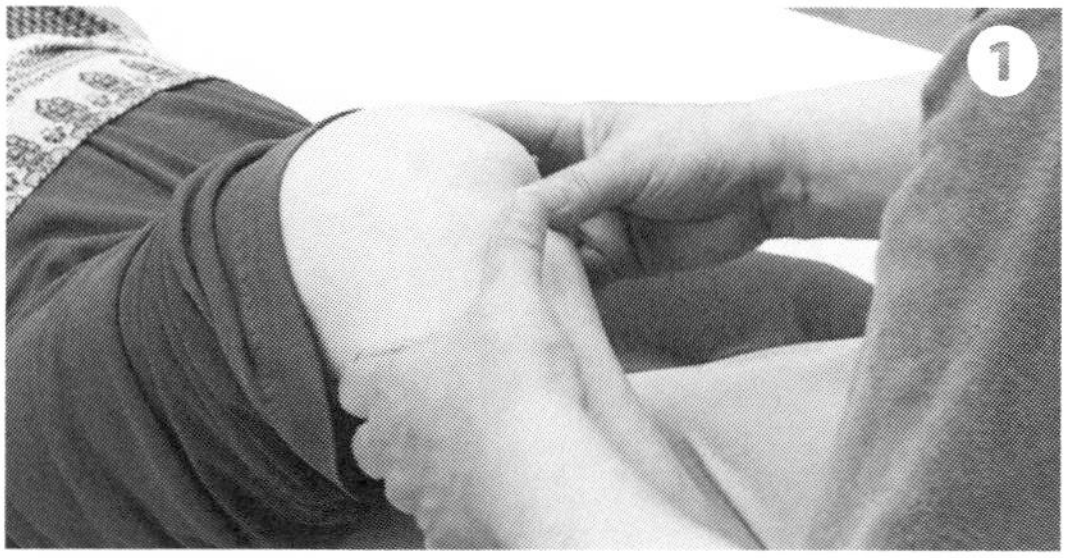

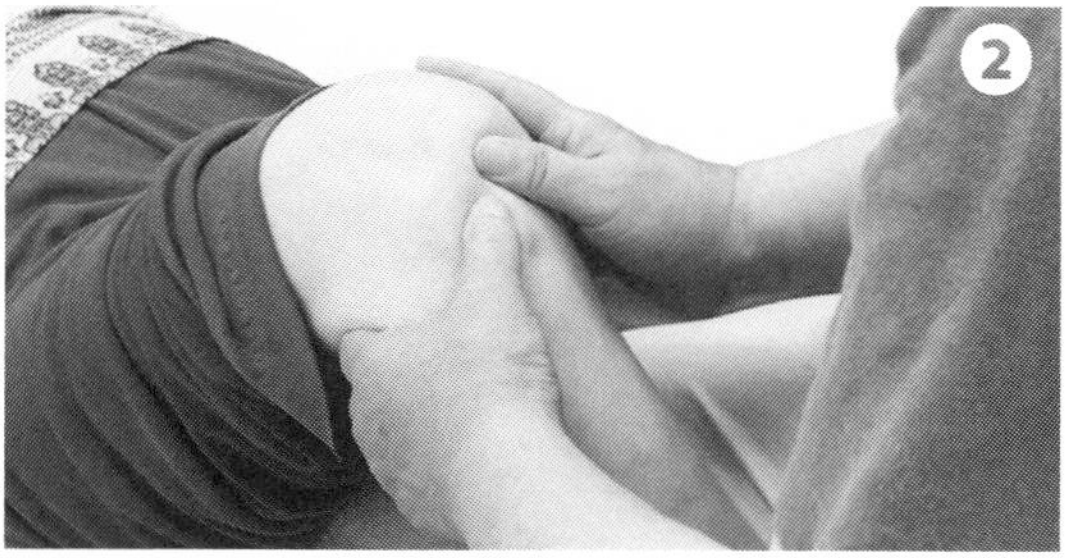

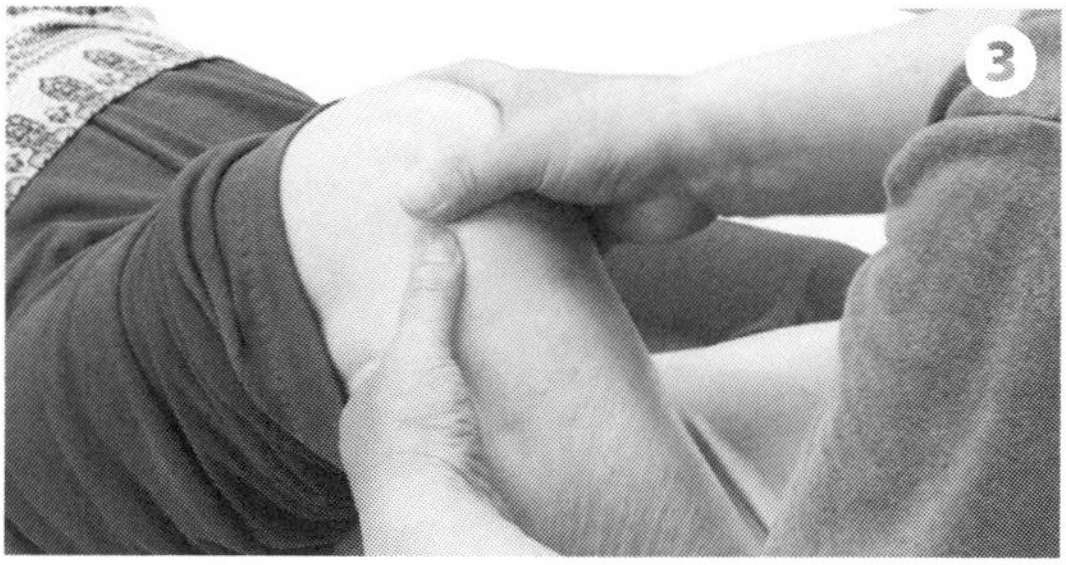

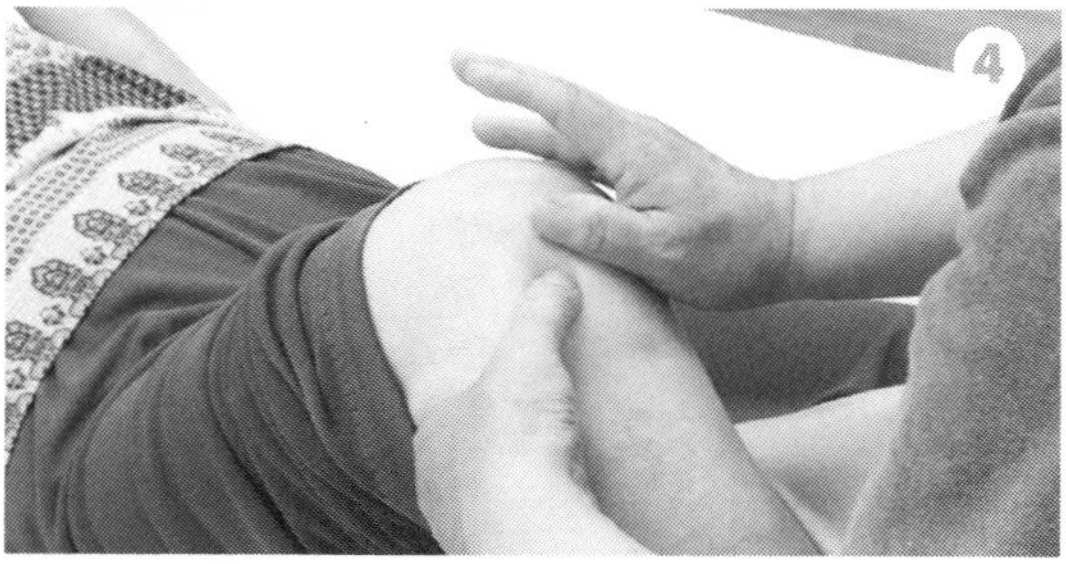

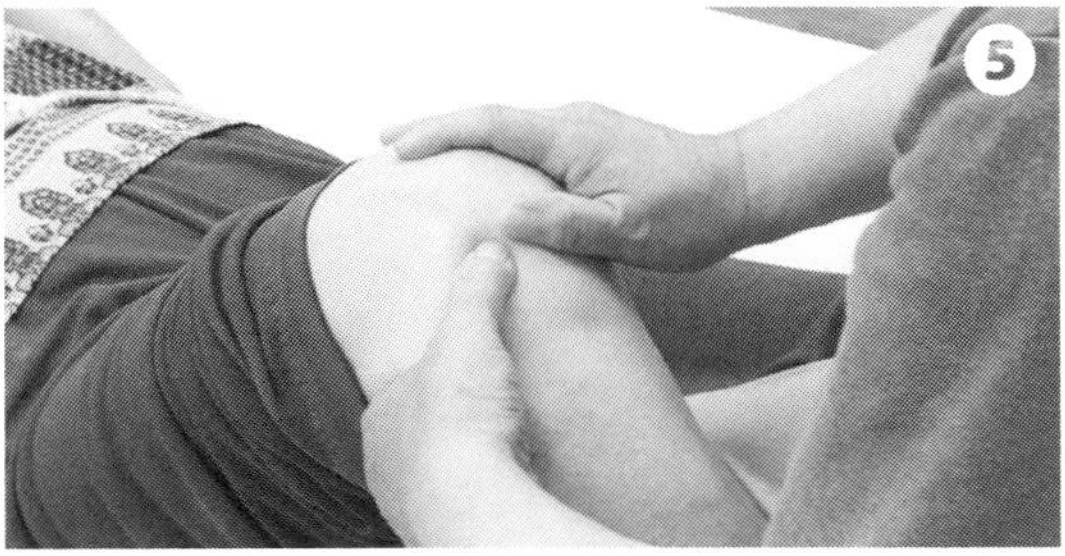
5

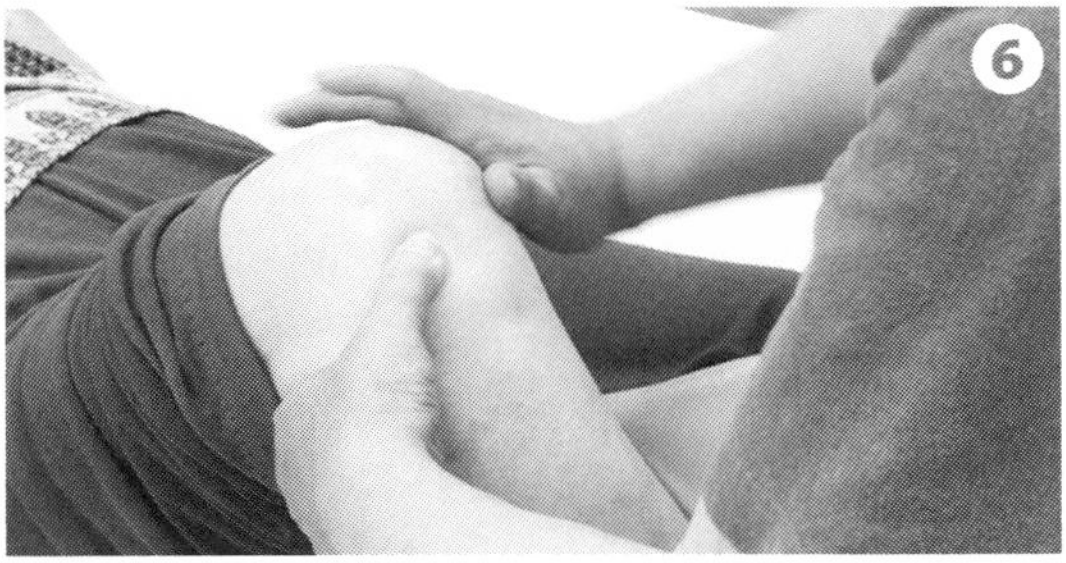
6

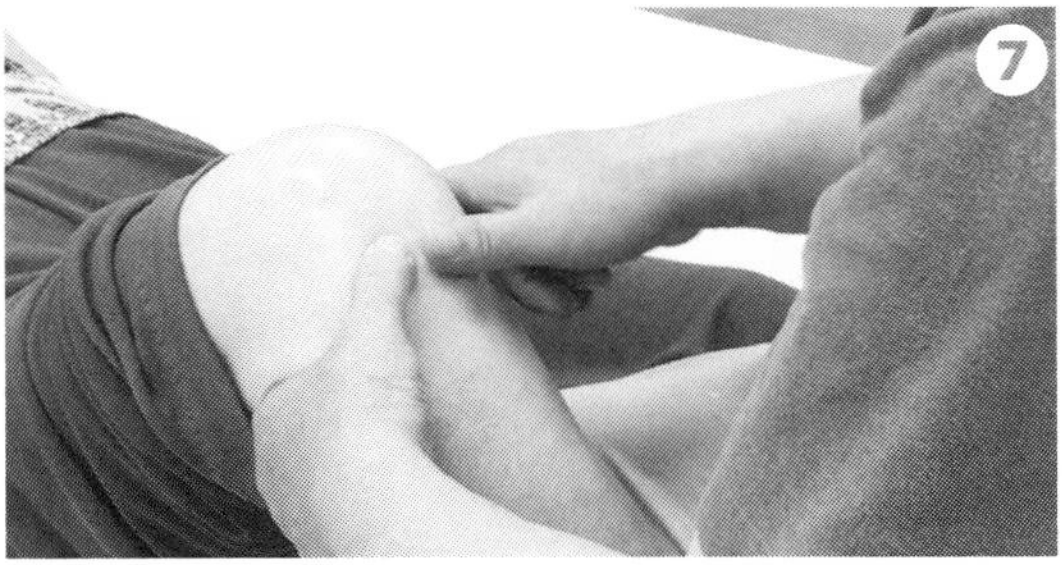
7

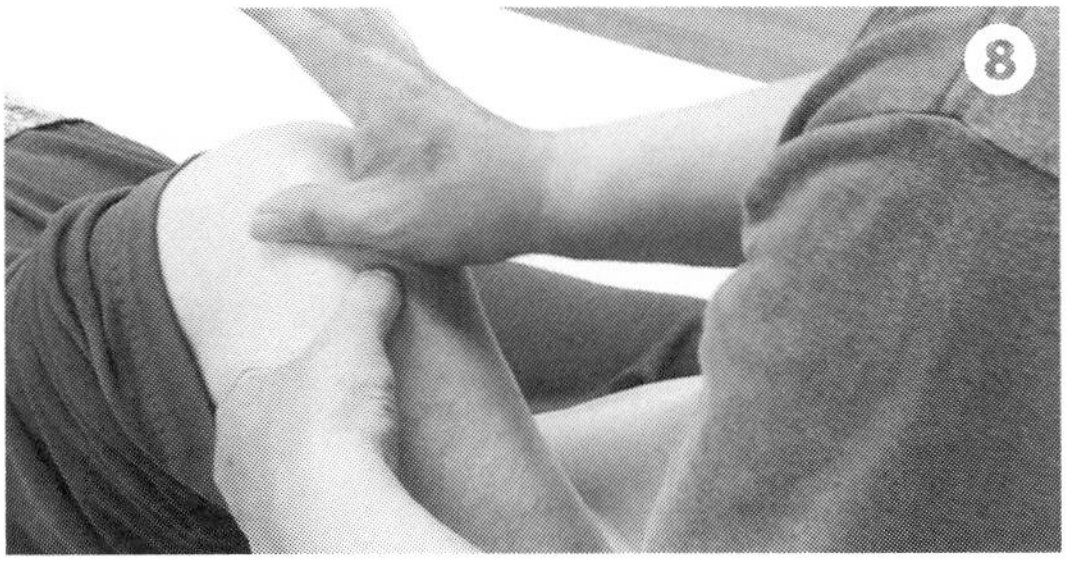
8

ます。

7．再度、スピードを上げて右手を滑らせて滑らかさの検査を行います。

8．その結果、靭帯に含まれる軟骨細胞は凸凹さを失い、伸びやすい膝蓋靭帯へ変貌しました。

次に坐骨結節からの調整を行います。

足を股関節から直角にしてもらい肩に相手の足を置いてもらいましょう。

1．足を股関節から直角にしてもらい肩口に相手の足を置いてもらいましょう。そのまま足で肩を押してもらうように指示します。

2．肩の押し方が安定したら、半膜、半腱様筋と大腿二頭筋の長頭起始部を探り出します。大腿二頭筋の腱の柔軟性を確認しながら、半腱様筋と大腿二頭筋の長頭起始部のタイドマーク調整を行いましょう。

3．大腿二頭筋の腱の柔軟性を確認します。

4．ハムストリングスの割れ目に指を入れながら、筋膜の当たり具合と割りの柔軟性を確認しましょう。

5．再度、大腿二頭筋の腱の柔軟性を確認しながら、半腱様筋と大腿二頭筋の長頭起始部のタイドマーク調整を行いましょう。

◎坐骨結節からの調整

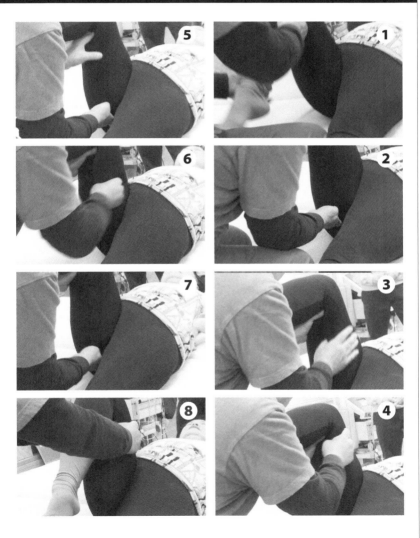

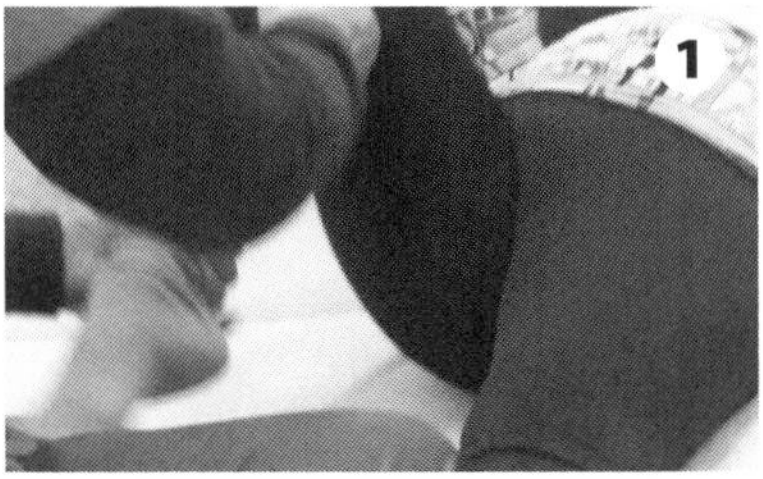

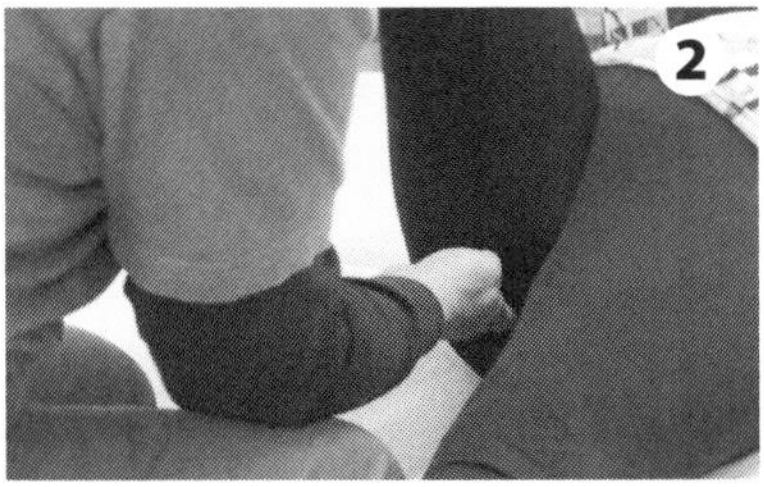

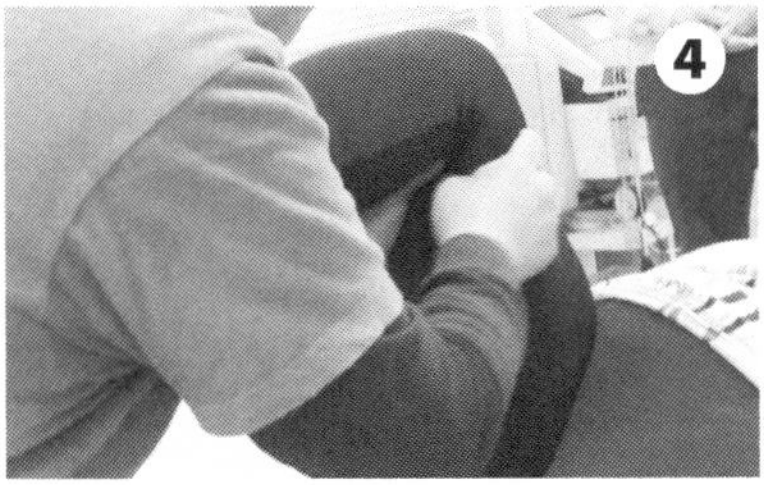

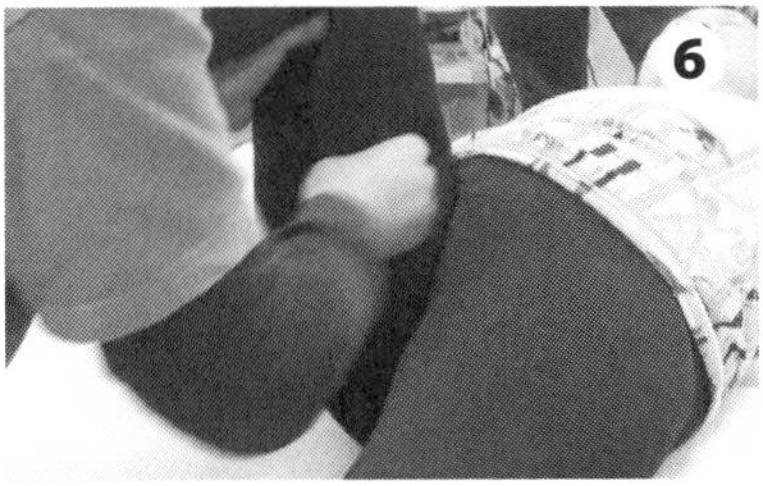

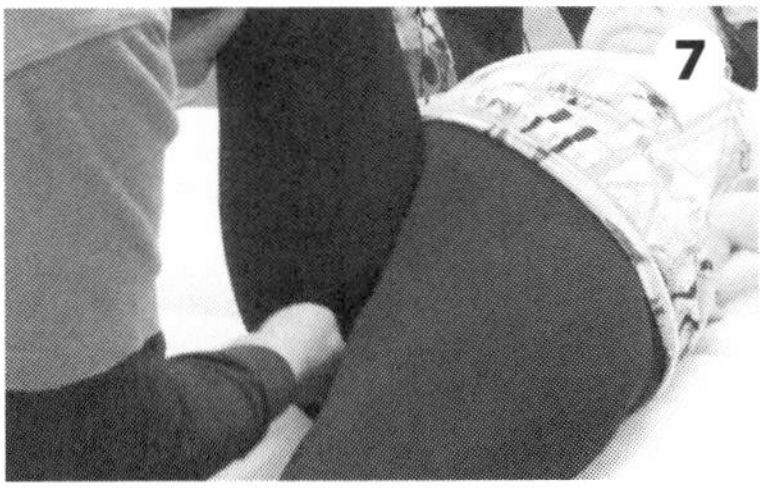

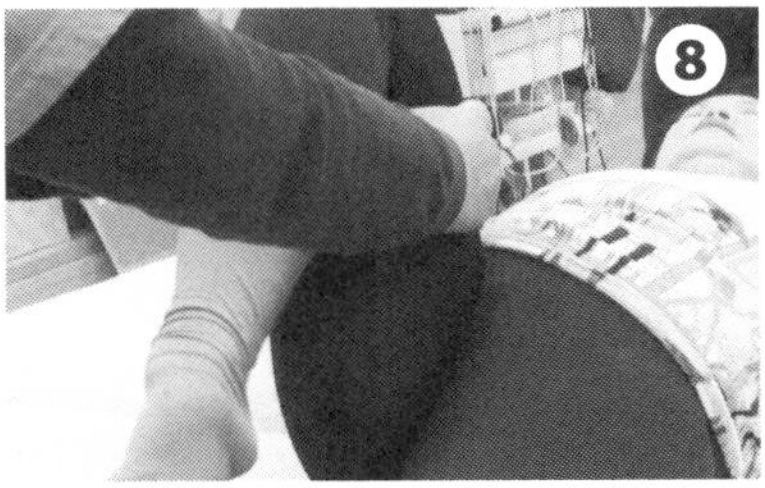

◎坐骨結節からの調整

⑨主にハムストリングスを構成する筋群の腱位置（上写真）と、縫工筋の位置（下写真）をそれぞれ確認する。

⑩大腿部を内側へ巻き込む施術「巻き調整」を行った後（上写真）、膝蓋靭帯を膝蓋に押し込むように調整する（下写真）。

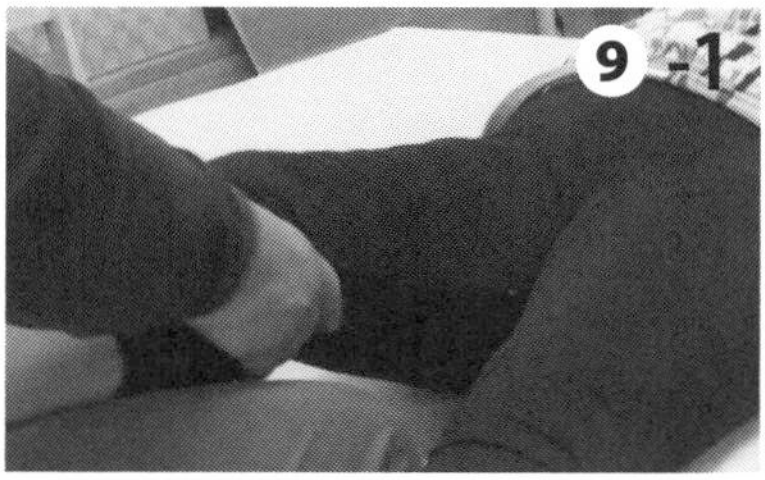
9 -1

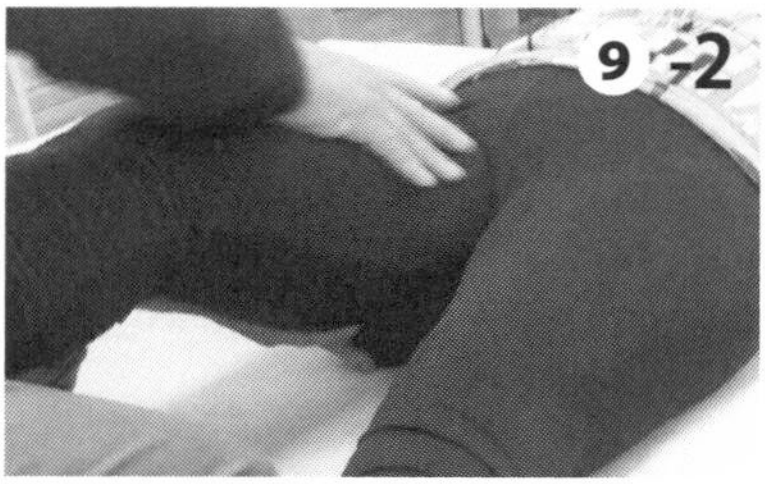
9 -2

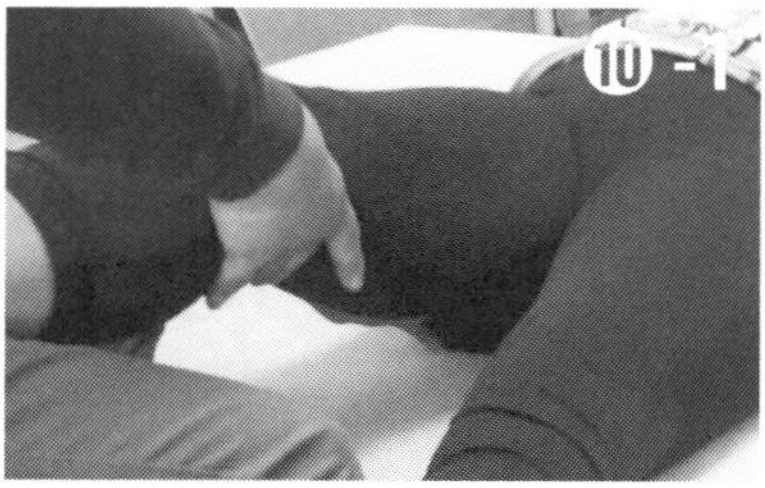
⑩ -1

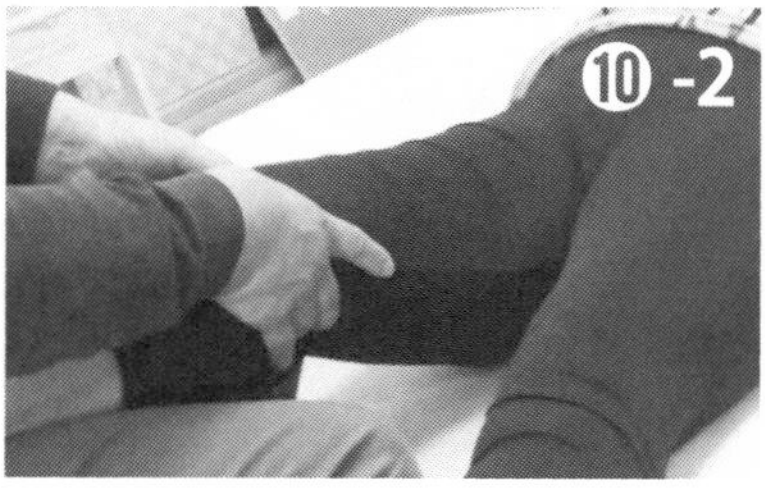
⑩ -2

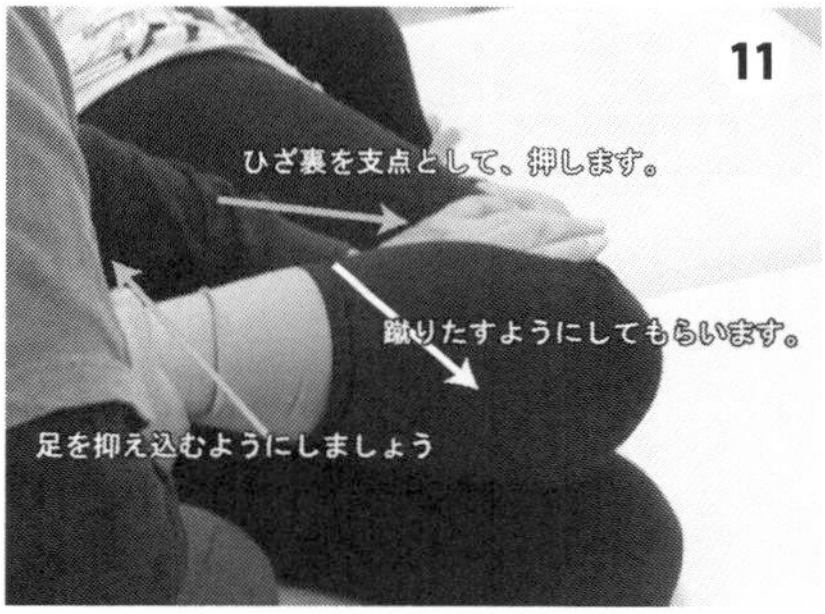
11
ひざ裏を支点として、押します。
蹴りたすようにしてもらいます。
足を抑え込むようにしましょう

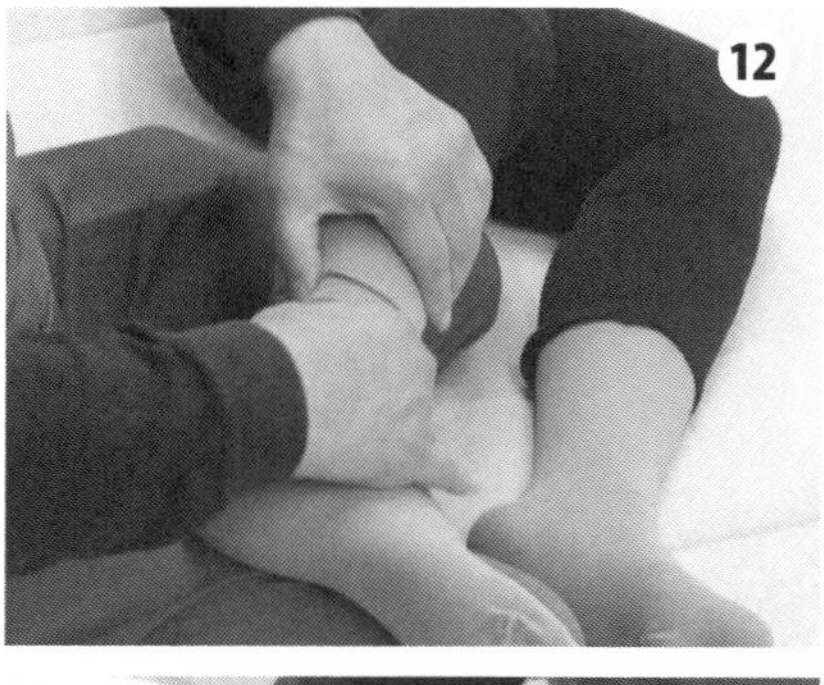
12

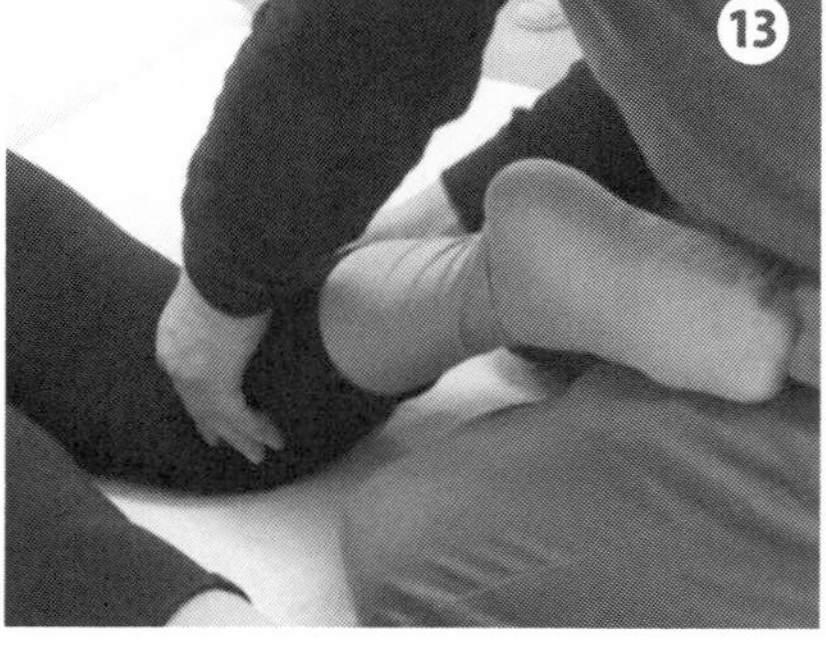
13

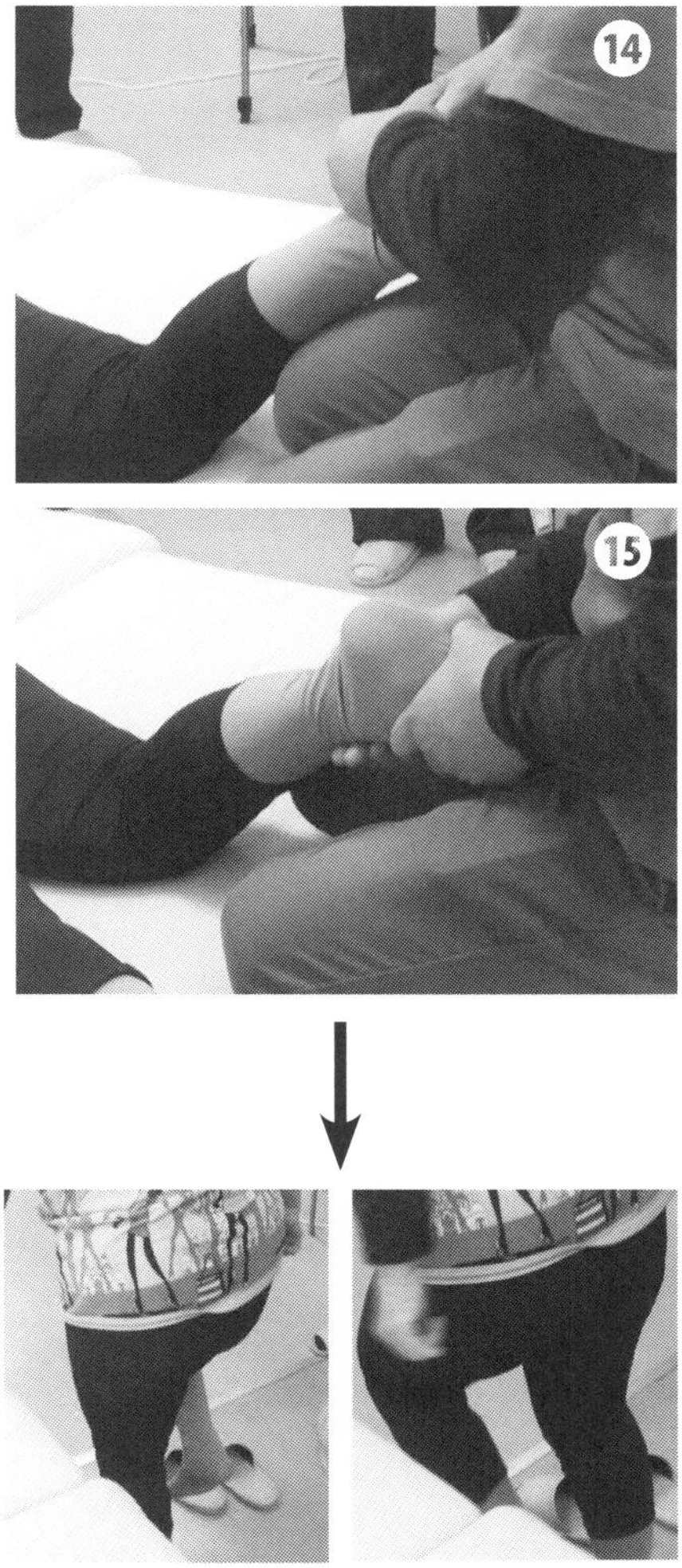

6．半膜、半腱様筋と大腿二頭筋の腱のさすりを行い、筋肉の緊張を取りましょう。

7．再度、半膜、半腱様筋と大腿二頭筋の長頭起始部のタイドマーク調整を行います。

8．調整後に力を抜いてもらい、下肢を自然落下してもらいます。この検査と調整で膝関節の痛みの確認を行います。

下肢の自然落下をしてもらう際、手を膝下に入れてショックアブソーバの役目をさせてください。

9．半膜、半腱様筋と大腿二頭筋の腱位置の確認と縫工筋の位置確認を行います（位置については、解剖図を参照して、体表からの接触で分かるようにしましょう）。

10．大腿部を内側に巻き込む施術を筋整流法では「巻き調整」と言います。巻き調整を行った後、膝蓋側副靭帯の調整と縫工筋の位置確認を行い、膝蓋靭帯を膝蓋に押し込むように調整します。

11．膝裏に下手を当て、膝下の下肢をけりこむように伸ばしてもらいます。これを「膝下の剛引き」といい、この技で大腿部の筋肉バランスを整えます。

12．骨筋の調整を行って、腓骨筋と長母指屈筋の筋膜の滑走性を上げます。この調整により立ち上がった時、アライメントが整います。

13．腓骨骨頭の位置調整とは、脛腓関節の調整のことです。大腿二頭筋短頭の腱を意識して調整してください。そのあとで、長母指屈筋の活性をさすりで行ってください。

14．足底腱膜の活性を行います。この調整によって姿勢バランスが整い、運動するための肌肉使用プログラムが決定します。

その方法は、踵の部分を、爪を立ててガチャガチャと刺し込むように調整します。これによって求心路が活性され、体重情報が正確に脳に伝達されます。

15. 足底腱膜の活性が終了したら、足首を押さえて距腿関節調整を行ってください。すべての調整が終了しましたら、立っていただいて、足踏みを行ってもらいましょう。

調整具合を確認し、膝の感覚がまだすぐれない場合は、再度初めから調整します。

3 運動指導

1. 足踏み

足踏みは、つま先着地と踵の反発を行うことによって、求心路から正しい体重情報を脳へフィードバックさせます。これによって、体幹のバランスを取り、適正な体重に対する筋肉（姿勢筋）の使用が遠心路を通じて行われます。

2. つま先立ち

つま先立ちは、MP関節を使って体重を支えるため、足裏のアーチの形成に絶大な威力を発揮します。バランスも整い、膝への負担を減少させます。

3. 万歳運動

肩の可動域と上体のバランスを整えてくれます。肩甲骨をぶつけるように思い切り、腕を引き、胸を張ってもらいましょう。

特に肩コリや肩周りについての調整に威力を発揮します。

4. グーパー運動

グーパー運動は、指・手首の拮抗関係を整えます。特に、ばね指に威力を発揮します。この運動により手や指の病気の予防に繋がります。

以上が基本的な膝の調整となりますが、関節や筋肉の関係、体幹バランス、診断法など総合力が必要となります。

筋整流法腱引き療法では、テクニックだけでなく診断力の養成を最大テーマとしています。短時間で患者さんの体を改善してこそ「腱引き」であり、日本の武術医療を代表する戦場の医学なのです。

腱引き療法は、学び、研鑽する稽古であり、弛まぬ努力の成果として現代まで伝わってきました。■

Chapter

8

指・手首関節のケガ学

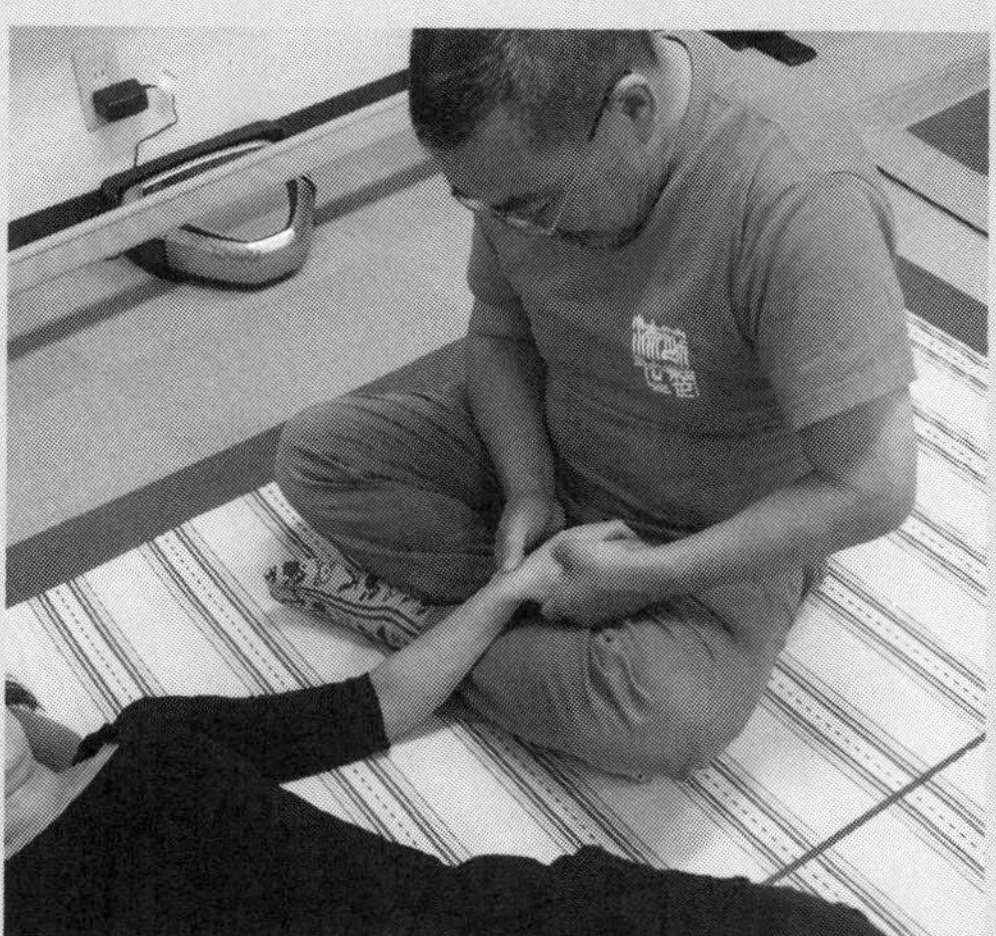

1 指・手首の障害の原因を探る

前項までで下半身のおおよその治療法や考え方を示してきました。

特に、痛みについては発痛物質ばかりでなく、神経成長因子（NGF：nerve growth factor）の関与によって筋膜の硬結等がおき、これらの現象についての対処法を考案しながら腱引き療法の延長線上にある技を用いて対応できることを確認しました。いよいよ本項から上半身に話を進めます。

本項は手首や指を中心とする上肢です。すでに筋整流法では、ばね指・母指CM関節症・ヘバーデン結節・強剛母指・デュピュイトラン拘縮《こうしゅく》・ドケルバン病・ガングリオン・橈《とう》骨神経麻痺・正中神経麻痺・尺骨神経麻痺・TFCC・テニス肘・五十肩など、原因や治療法をある程度確立しています。

広範囲な発病に対して治療法をある程度確立しているというと驚かれるかもしれませんが、皆さんは、細分化された病名に振り回されていませんか？　古式腱引きでは、ほとんどの場合は、「筋違い」や「使い病み」といい、治療法や養生法に差はなく、私も伝承を受けていた最中に細分化する区分けはなかったと記憶しています。

私はそれらの根本原因は、病名に基づくような個々の原因ではなく、前腕の「振る舞い」が悪いから発症する病であると確信しています。

それも治療手順はほとんど同じであることから、腱引き療法らしく「異病同治」という事になります。映像的には(ダイジェスト版ですが)、Youtubeでもご覧いただけると理解が深まると思います。

前腕の「振る舞い」とは〝指の使い方が悪い〟という事です。私たちは普通に生活していても、手(指)は握ってばかりいることにお気づきでしょうか。皆さん最近、指を広げて伸ばしたことはありますか。古来より木剣を振って鍛錬をした後には、指から腕まですべて伸ばし、肩を回します。呼吸法を用いて、関節を柔軟にして、さらに屈筋・伸筋の拮抗関係を正常化させるためのストレッチを行っていたのです。

前腕には、指や手首のコントロールをする屈筋と伸筋が存在し、その区分けを橈骨と尺骨の間にある「骨間膜」が行っています。そして、前腕の捻じれは、回内筋や回外筋によってコントロールされています。

ここまで読んでいただいて、皆さんも理解できていると思いますが、「痛いところが必ず悪い箇所」とは限りません。その上で骨・筋肉・靭帯・関節包などのすべての構造を理解することが重要です。この項でも俯瞰《ふかん》して診る大切さを学び取ってください。

決して偏《かたよ》った見方だけで結論を出してはいけません。何が何を動かして結果として可動限界を作っているのか？　痛みがなぜ伴うのか？　「膝のケガ学（その1）」で痛みについて書いたことを思い出してください。発痛物質だけでは痛みは説明できない現象であり、それに可動制限が加わるために、複雑になって、理解しがたいものにしていませんか。

原点に戻り、痛みの機序について理解し、現象をシンプルにとらえることが、病名に振り回されないで冷静に診断を行うコツでもあります。考え方を整理しながら解剖を理解し、生理学的な動きも付け加えていくのですが、薄皮をはがすように深部に向かっていくと分かり易いと思います。

前腕には、指を曲げる・伸ばす筋肉と、手首を曲げる・伸ばす筋肉が存在しています。この区分けが重要な意味を持っています。階層的な配置を意識してみましょう。

屈筋群では、手首の周辺の一番浅層は、長掌筋と橈側手根屈筋、長母指屈筋があります。この三つの筋肉は、手首にある屈筋支帯を上から抑える役目があり、橈側手根屈筋と長母指屈筋は、交叉関係にあることに注目しましょう。

屈筋支帯の役目は何か？　簡単に言うと「主根管を通る屈筋腱が運動時に浮き上がらないように保つ機能がある」となっていて、ここで言う「支帯」とは、ある特定の人体組織を骨の特定の場所に固定するための支持器官のことです。そして屈筋支帯は、屈筋腱を手関節の掌側を通すトンネル（手根管）の壁を形成しています。

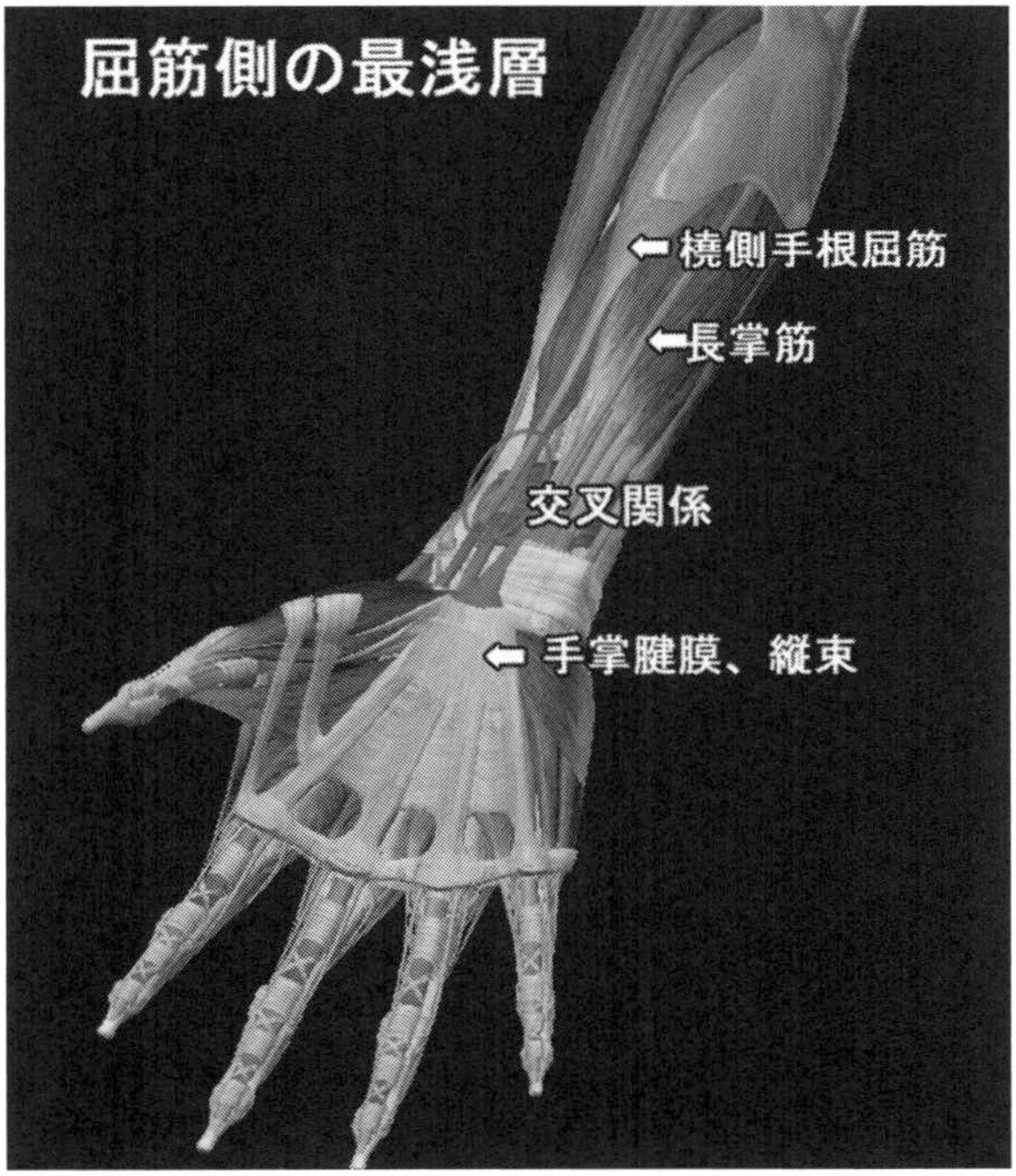

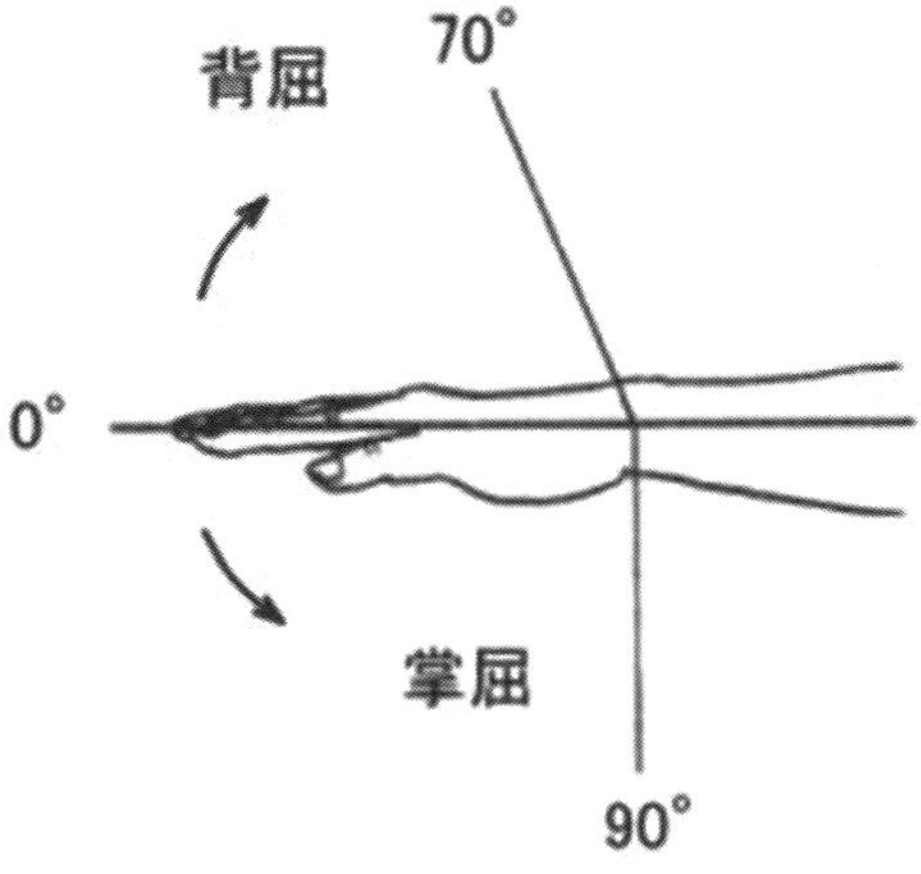

手首の背屈、掌屈の一般的角度。

屈筋支帯には横手根靭帯と、その表面に付着する球筋間腱膜が含まれます。一方、最浅層に位置する尺側手根屈筋は、掌側手根靭帯の中に入っています。

では、なぜ屈筋腱が運動時に浮き上がらないようにしなければならないのでしょうか？浮き上がると都合が悪いのは、手首の背屈、掌屈ができなくなるからです。この運動は、手を着いたり、力を込めて握ったときなどを司り、生活していくうえで重要な役割を担っています。屈筋支帯をコントロールして、指の動きと手首の動きをスムーズにする役割を担っていると同時に掌の開閉にも関与しています。

2 複雑に交叉し合う手首の筋肉群

中間層には、浅指屈筋と深指屈筋、最深部より浮き上がってきた長母指屈筋の指屈筋群があります。そして、最深部は長母指屈筋と円回内筋、方形回内筋があって、上腕の回転を担っています。屈筋群を三階層に分けてみると、手首の運動、指の運動、前腕の捻じれの運動が行われていることが分かります。このバランスが崩れた時に何らかの障害が手首、手のひら、指に発生します。〝ここはここ〟というような具体的な指摘はできませんが、明らかに筋膜と筋膜がぶつかって硬結する現象があり、腱引き療法の診断法ではこれらの検査について、明確な異常域を把握することができます。

手首と指の動きに注目するとき、屈筋群にばかり目が行きますが、伸展、外転に関係する橈側の筋の位置状態の検査も同時に必須です。

手首の外転に関係してくる深層筋は、短母指伸筋・長母指外転筋で、親指より並走状態となって伸筋支帯に入り、前腕で下に潜り込むように交差しています。

ここで注目すべきは、短母指伸筋が長母指伸筋と長母指外転筋に挟まれるように押さえ込まれていることです。

脳からの運動指令は、長母趾外転筋→長母指外転伸筋→短母指伸筋の順に伝達されるはずです。「親指を伸ばせ」という指令に対して「親指が伸びた」とフィードバックされ、指令は完了するわけですが、この構造から短母指伸筋は、最後の力を発揮して〝伸ばす指令〟を貫徹するようになっていることが分かります。

この三つの筋肉をストーリー化してみると長母指伸筋は母指の伸展、長母指外転筋は屈曲に関わる部位となり、短母指伸筋の両端に乗っています。重なり合う部位の硬結を丹念に探せば、原因となる部位が分かってきます。

さらに構造的に面白いのは、短橈側手根伸筋・長橈側手根伸筋が手首より並走して、短母指伸筋・

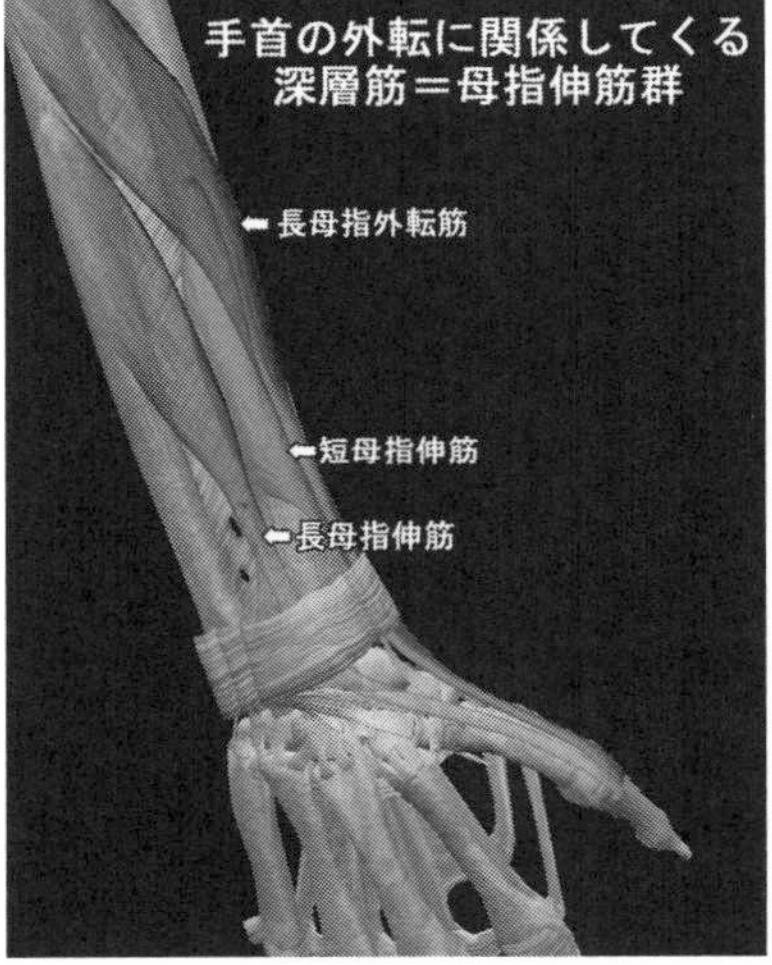
手首の外転に関係してくる
深層筋＝母指伸筋群
長母指外転筋
短母指伸筋
長母指伸筋

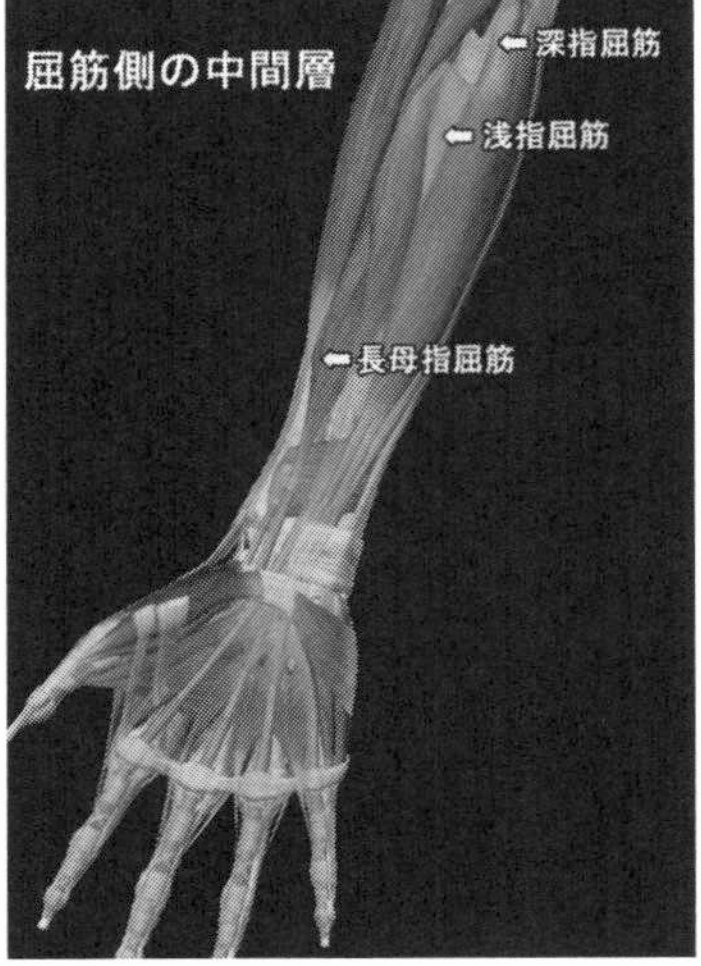
屈筋側の中間層
深指屈筋
浅指屈筋
長母指屈筋

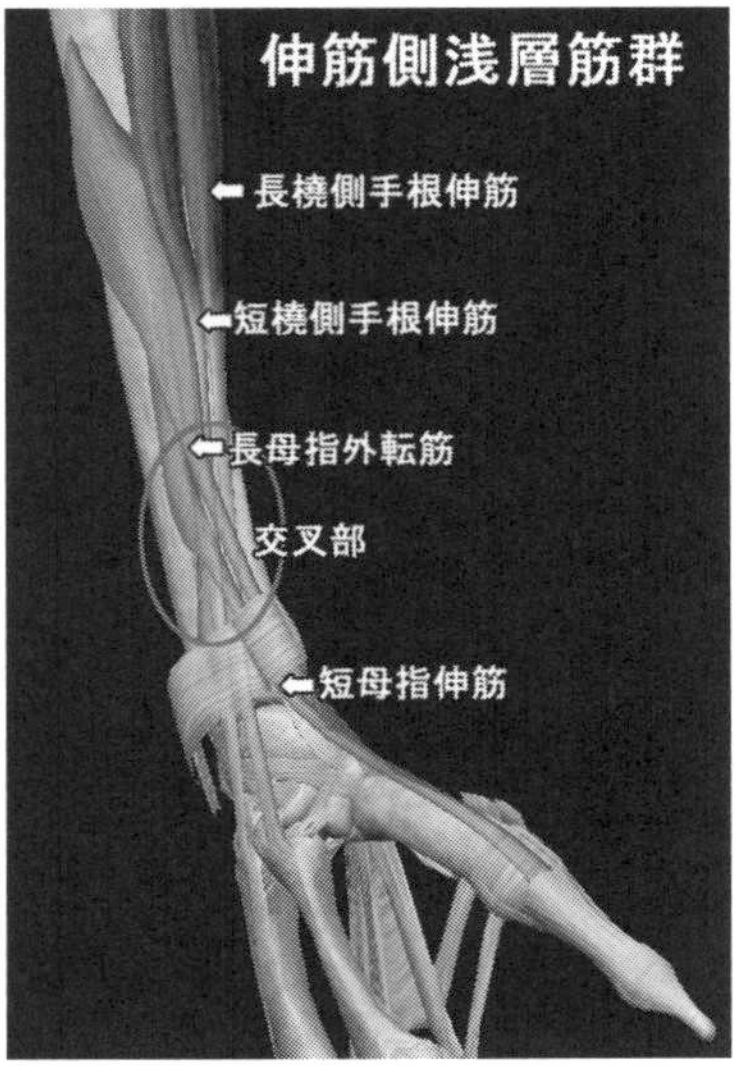
伸筋側浅層筋群
長橈側手根伸筋
短橈側手根伸筋
長母指外転筋
交叉部
短母指伸筋

長母指外転筋の下を通って交叉しながら浅層に浮き上がってきています。この構造から、母指が手首の制御に関わっていることが分かります。長母指外転筋は、骨間膜・橈骨及び尺骨の背外側より始まり、第1中手骨の橈骨側で停止しています。

骨間膜によって別けられた伸筋群と屈筋群ですが、大概の場合、屈筋群が強く、上腕自体に捻じれを生じさせています。すべての元凶はここにあると言って過言ではないでしょう。

〝拮抗関係の乱れが多くの障害を発生させていた〟などとは、骨から原因を追究していたのでは辿り着くこともなく、想像もできないと思います。

3 指・手首の障害の検査と施術

検査による診断、診断に基づく施術と進んでいきますが、まず初めに問診（聴取診断）となります。問診で重要なことは、原因は何かを探り当てる作業です。現況の状態を把握することは当然ですが、触診（接触診断）に進む前に、ある程度の目星を付けておきましょう。それ故に何気なくの問診ではダメなのです。事故等で原因がはっきりしているものでも、その時の状況など些細な事も聞き漏らさない。原因がはっきりしないものでは、日常生活、仕事の内容、それから導き出される姿勢など、会話をしながら聞き取りましょう。

ある程度の原因と現況が一致したら触診に進みます。本項では、ＣＭ関節症の患者さんをモデルに進めていきます。

手首、手指の障害については、母指ＣＭ関節症と同様に行えば、ばね指・強剛母指・ドケルバン病・橈骨神経麻痺・正中神経麻痺・尺骨神経麻痺・ＴＦＣＣ・テニス肘に効果が発揮できると思います。

特殊なデュピュイトラン拘縮・ガングリオンなどは時間をかけて、腱引きの奥義である「絶ち切り」を行うことで改善しています。

■

◎ＣＭ関節症に対する検査と施術

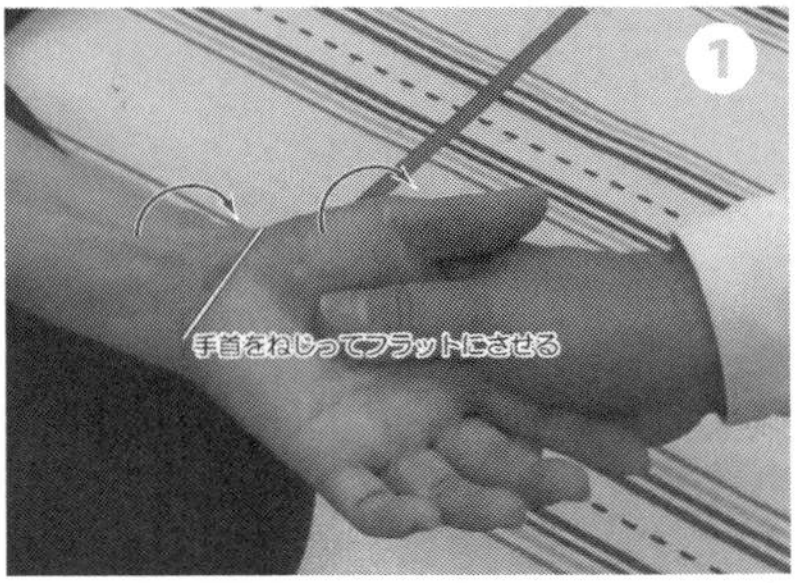

1．支障の生じている手を返して手のひらを表にしてもらいます。親指の付け根を抑えて外側にねじって手首をフラットな状態にします。重要なのは、母指内転筋を止めて、手のひらがすぼまらないようにします。そして、ねじっていくときの抵抗を感じてください。抵抗が強い場合ほど前腕がねじれていることが分かります。

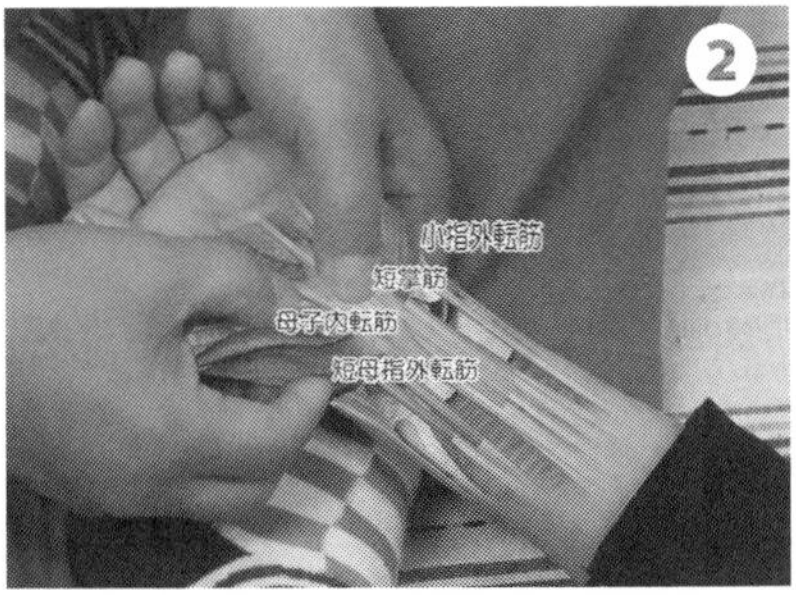
2
小指外転筋
短掌筋
母子内転筋
短母指外転筋

2．手のひらを広げて、手のひらの窄み具合を診る。この検査のことを腱引き療法では「手のひらを割る」と言い、窄まろうとするテンションを感じ取りながら、両親指を手首方向に滑らすように押していきます。すると自然と手首が屈曲して、指が曲がってきます。それが正常ですが、そうでない場合は、手首そのものか、伸筋群に問題あることが分かります。指のポジションは図の通りで、ランドマークとして狙う筋肉も示しています。

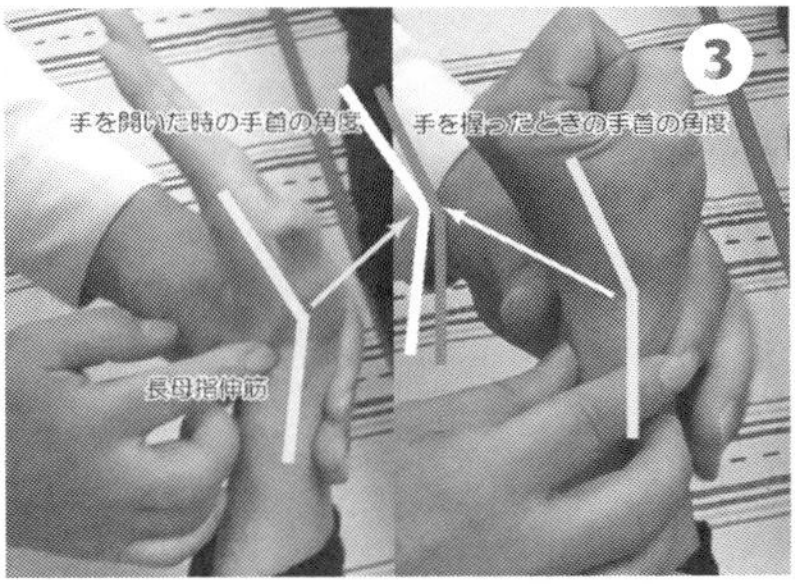

3．指の開閉を行ってもらい手首の動きを観察します。手首を抑えないで最初は開閉してもらいます。握ったときの手首が前に折れるようでしたら代償運動を行っています。この場合の代償運動は、指屈筋群が手根伸屈筋群を利用している現象です。これは、脳の運動プログラムの操作と考えるのが妥当です。代償運動を解消させる運動プログラムの書き換えが必要となります。

◎ＣＭ関節症に対する検査と施術

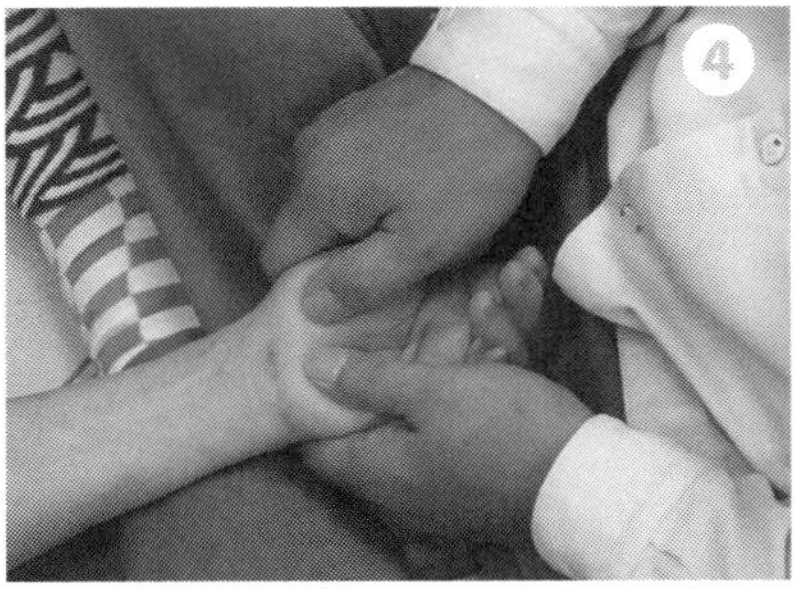

4．手のひらを窄める運動の時、母指対立筋と小指対立筋は同時に運動を始めますが、どちらも深層筋のため上層の筋肉が邪魔をして本来の動きを発揮できません。最初に母指対立筋を短母指外転筋の上から確認します。この場合は、右手でサイドから母指対立筋をつまむようにはじき、左手で短母指外転筋の上をなぞるように母指対立筋の位置確認をします。母指対立筋の位置が確定したら母指対立筋を擦るようにすると小指対立筋が動き出します。非常に微妙な動きなので注意深く観察しなければなりません。小指対立筋が確認できたら、短掌筋、短小指屈筋、小指外転筋の上層筋から剥がすイメージで、小指外転筋に向かって指を掘り下げて活性させます。

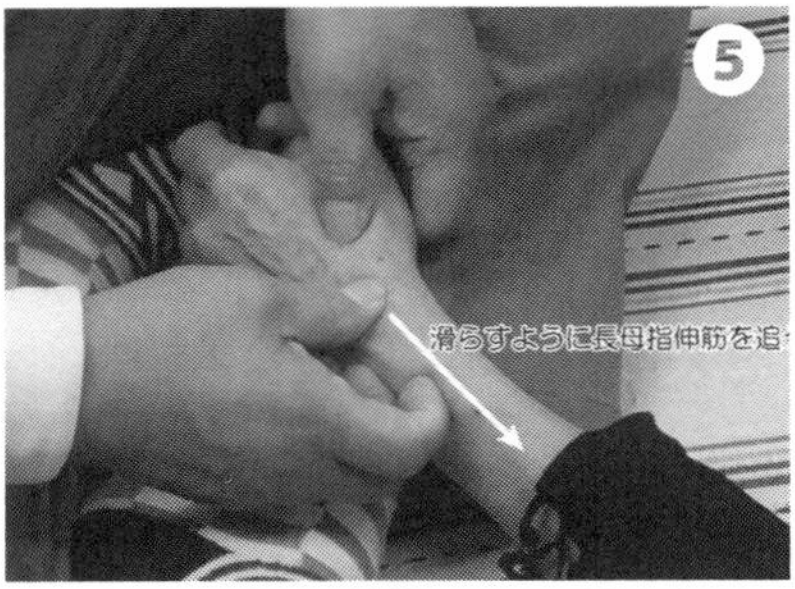

5．親指を固定した状態＝ＣＭ関節を止めて、長母指伸筋をなぞりながら滑らすように追い、伸筋支帯内、指伸筋との交叉部、小指伸筋との交叉部に硬結が無いかを検査します。

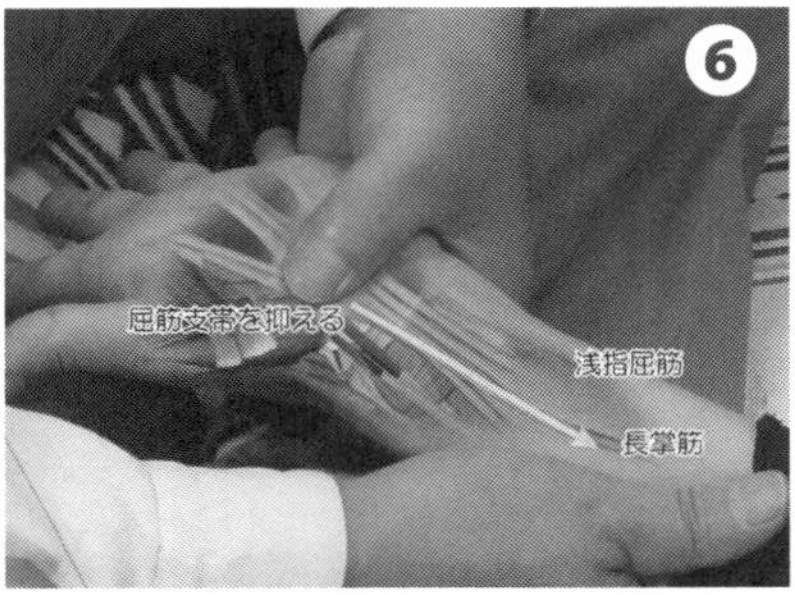

6．屈筋側の硬結検査は、手を広げて背屈してもらい、左手で屈筋支帯を止めて右手親指で長掌筋沿いになぞりながら滑らすように追います。浅指屈筋が橈側手根屈筋との交叉部、長母指屈筋との交叉部、深指屈筋との階層部などに硬結が無いかを検査します。

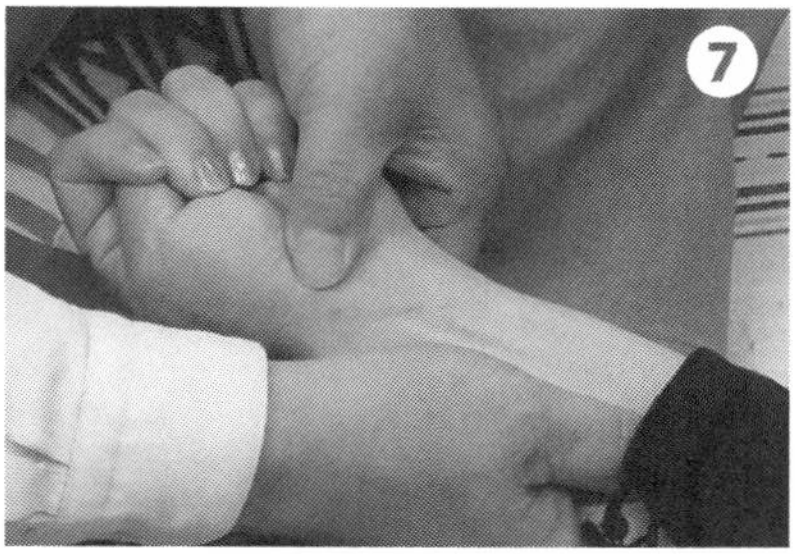

7．これらの検査で硬結が認められた場所にさすりを入れます。さすりの強弱は、摩擦熱が生じる強さであり、スピードを要しますが、紙面での説明は難しく、直接伝承を受けることが肝要です。強いて言えば、メルケル連合体の閾値を超えずに産熱させる事であり、筋膜にダメージを与えない加圧的な押し込み技と言えます。この施術で重要なことは、親指を中に入れて手指を握らせながら行うことです。

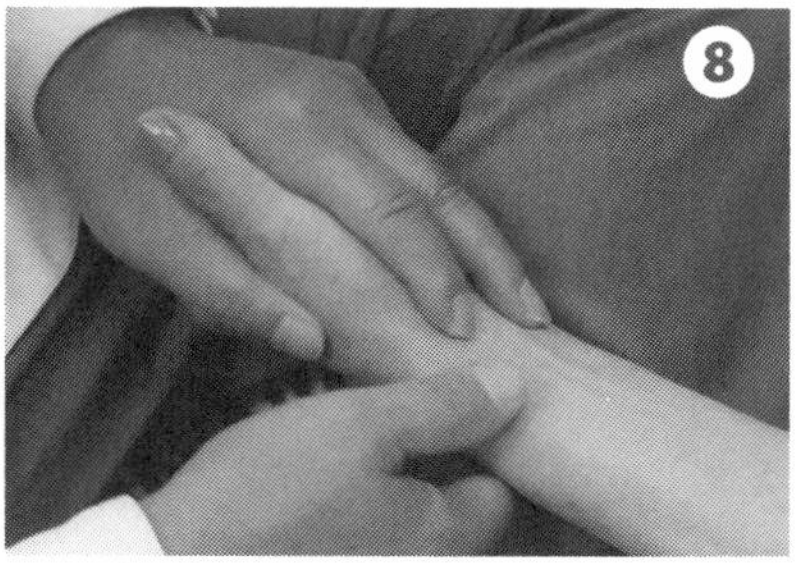

8．屈筋側の調整が終了したら、次に伸筋側の調整に入ります。まず、長母指外転筋から硬結した箇所のさすりに入り、短母指伸筋、長母指伸筋、指伸筋と行っています。この施術で重要なことは親指を延ばした状態で行うことです。

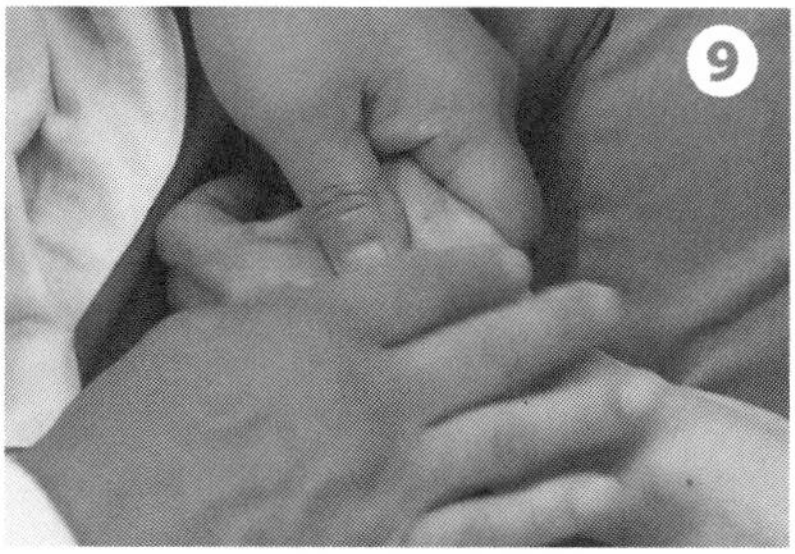

9．外側腹側靭帯と背側手根管靭帯によって大菱形骨が引っ張られていることがＣＭ関節症の最大の原因です。ＣＭ関節周辺の靭帯をチェックして、関係する筋肉と筋膜の硬結を取って力関係を元に戻してやれば、痛みと可動不全の両方がいっぺんに良くなります。

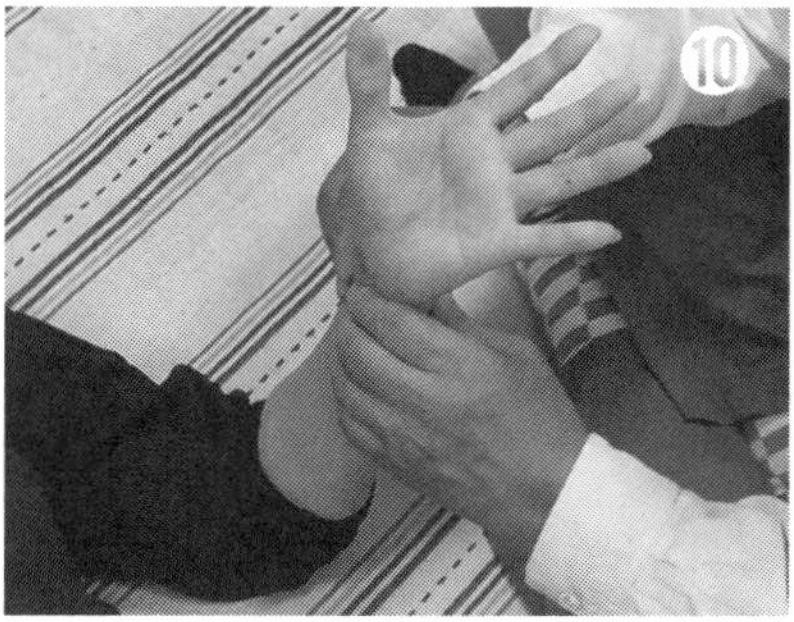

10．最後に運動プログラムの書き換えを行います。手指の伸筋群と屈筋群の拮抗関係を正しくすれば、脳の運動プログラムは書き換わります。手首を握ってグーパーの開閉をさせましょう。その時、手首を握っているのは、手根伸筋群および手根屈筋群を使わせないようにするためで、このことが重要です。

Chapter

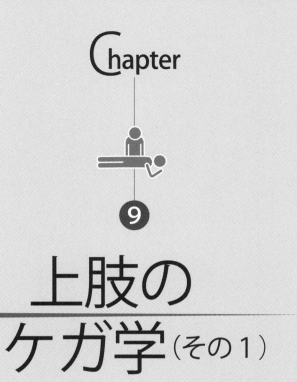

9

上肢のケガ学（その1）

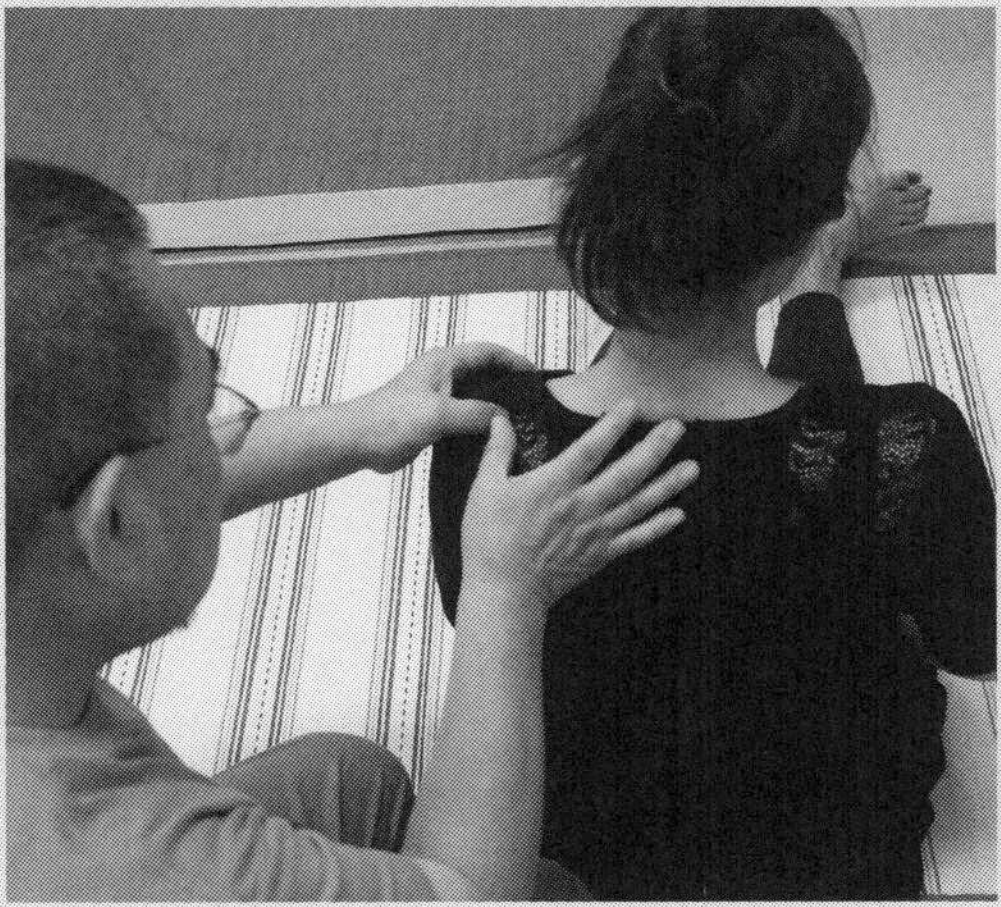

1 肩関節と「五十肩」

前項まで前腕についてお伝えしましたが、前腕の構造が肩関節に及ぼす影響とはどのようなものか。もう一度、腕全体の構造について考える必要があります。

肩関節の病の中で、難治性疾患の代表格である五十肩は、多くの西洋医・施術家・研究者が様々なアプローチを行って様々な治療法が考案されていますが、これしかないという治療法に到達していませんでした。その症状とは、中高年になると特に原因がないのに、肩に不快感や痛みを覚えることがあります。肩が痛くて腕が上がらなくなったり、手が後ろに回らなくなったりします。このような症状が出たら「五十肩」を疑っていいと思います。そして、ある日、突然、肩関節に激しい痛み、あるいはしびれが起きることによって発症します。

五十肩になるとは、物を持ち上げようとした時やゴルフのスイングをした瞬間などに、突然激痛に襲われ、それ以降、肩を動かすたびにひどい痛みに悩まされる場合が多く見受けられるようです。

2 西洋医学での見解は不思議

西洋医学の「五十肩」についての解説では、「原因は十分に分かっていない」「発症したら治るまで通常約1年前後かかる」「それも自然に回復する」となっています。このようにお手上げ状態であっても〝治療を要する〟と言っているのです。どんな治療をするのでしょうか?

そもそも有史以来、私たちは多かれ少なかれ五十肩に悩まされてきました。そして、何とか治癒に向けて取り組んでいたはずです。科学万能の世の中であっても五十肩が難治性の高い、解明されていない病気であることは、西洋医学の権威ある大学でも認めていることです。

【図1】五十肩についての 西洋医学での見解

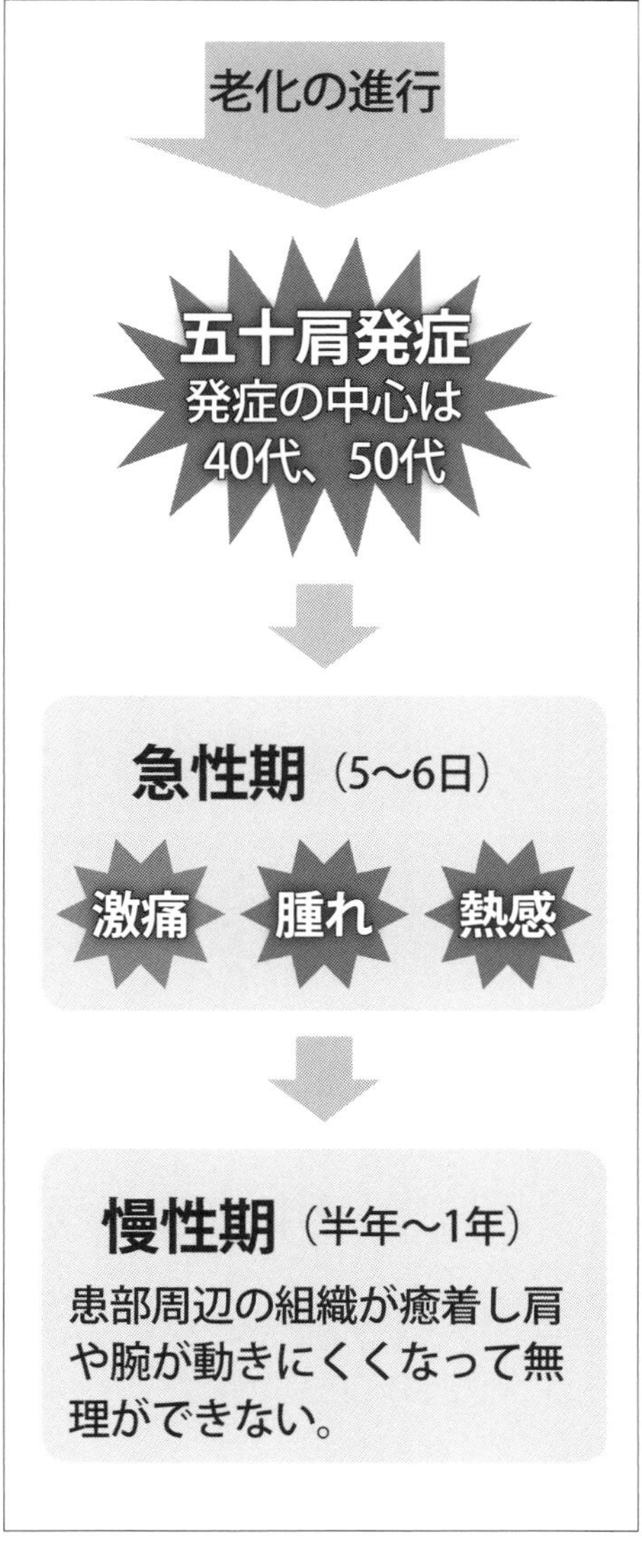

恐らく過去に何人もの施術家が五十肩を治す領域に到達していたと思いますが、その方法があまりに感覚的で、理論的ではなかったために伝承されなかったのだと推測されます。古式腱引きにおいても言い伝え程度の伝承があって、〝当たるも八卦、当たらぬも八卦〟程度の耐え難い痛みを伴う方法で、腱板断裂や筋断裂、ひどい場合は肋骨骨折などのリスクが伴うやり方でしかなかったと記憶しています。

日本の多くの施術家は、相手に痛みやダメージを与えて治す方法を取る方が多く、患者さんも「痛い＝効く」となっていて、それが定着化しています。この治療法の基本的な考え方は、どちらも勘違いをしているとしか言いようがありません。

施術においての痛みと効果は永遠の問題のように思いますが、『痛みを極力抑えて効果を出す』私の場合はそれが研究課題であり、そのために力学的な検証、生理学的な検証など、施術とは一見関係のないアプローチを取ったりします。

これは、４００年の歴史に新しい考え方を加えた「腱引き療法」が、２０１１年より捻挫修復術の取り組みから始まりました。この一連の意識改革での成果を踏まえて、新奥義「さすり」の理論

【図 2】五十肩の病態

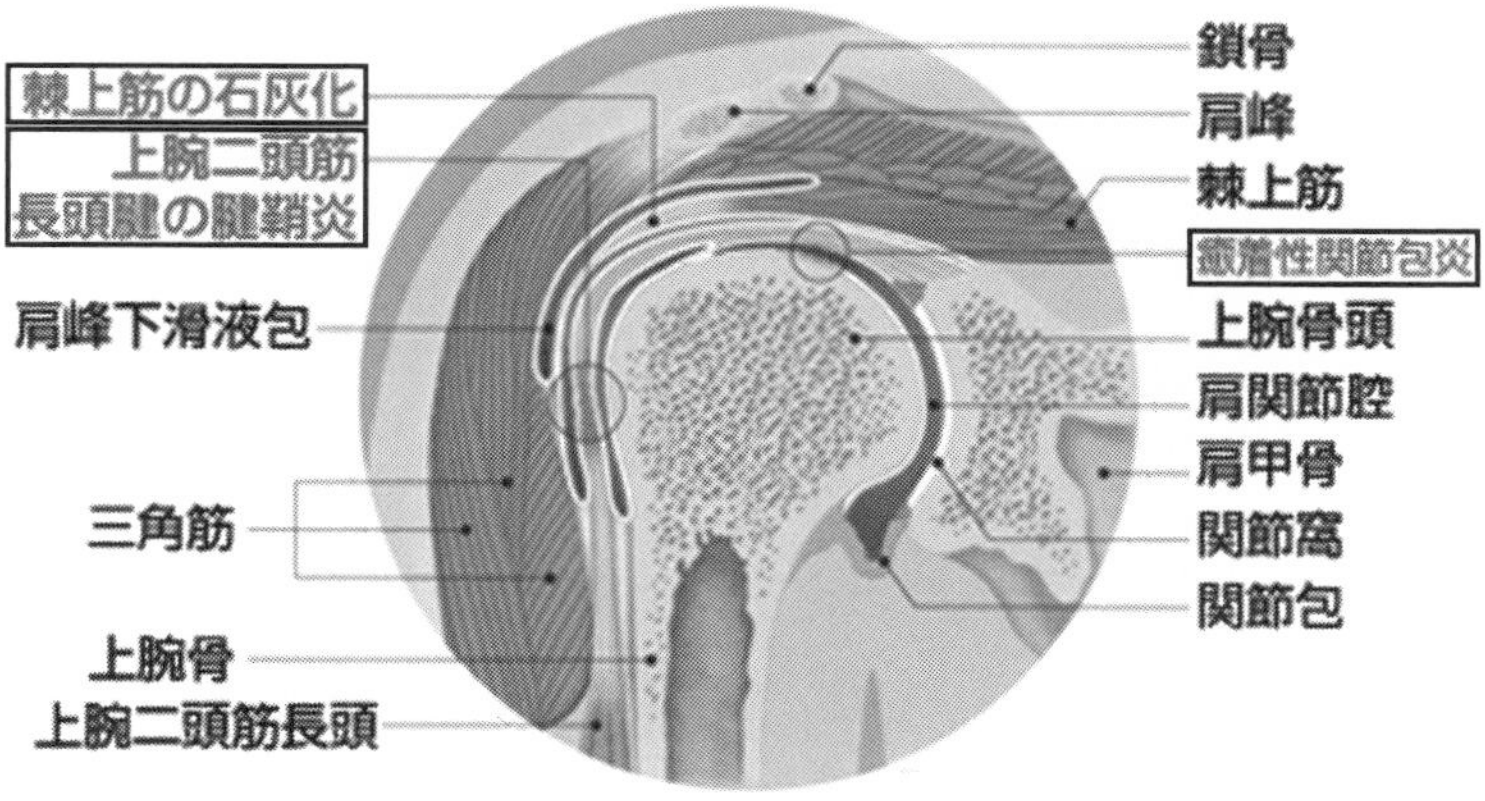

□ が五十肩の主な病態。
そのほか、滑液包炎も五十肩の原因となる。

的な解析がほぼ完成して現在に至っています。

有史以来の夢、〝五十肩の苦しみからの解放〟を目指した取り組みは、２０１０年10月30日の先天性右腕障害の患者さんに出会ったことがキッカケとなりました。生まれた時より右腕が肩レベル以上に挙げることが出来ず、腕全体が捻じれと委縮した状態でした。本人の希望は「両手でシャンプーなどが出来るようになりたい」でした。

この出会いから、五十肩のメカニズムについて解明が始まりました。全ての始まりは、そんな偶然からでした。

私たち施術家が何を求めていくかは、各々の価値観で決まりますが、私は『治療』という以上、メカニズムを解明して改善していく道を歩むものだと思っています。それは、医師や医学分野の研究者だけが許されていることではなく、施術において、気が付いたことを解明し、積み上げていく泥臭いやり方で、再現できる施術を作っていくことです。

4 セレンディピティ（偶然の出会い）

五十肩のメカニズム解明は、多くの偶然の出会いの中で作り上げられてきました。その施術を常に記録し、改善点を洗い出し、解剖図で解説できるまで復習することでした。時間をかけても積み上げ、歩まなくてはならない道だったと思います。観察に基づく診断と、形態模写によって導き出される軟部組織や靭帯などの制限を確認することで問題点がより明確になってきます。この時の閃きを大切にしないと、見えるものも見えなくなります。

一回目のその出会いで学んだことは、①異常な拘縮による手首の屈曲と②手首の屈曲による前腕の捻じれが、腕が上がらない原因の一つであることを突き止めました。彼女の捻じれた前腕を形態模写して、「なぜ？」を見つけ出す作業から入ったのです。このことで、肩の異常は前腕の異常から生じているのではないかと推理することが出来ました。

・異常な拘縮による手首の屈曲。
・手首の屈曲による前腕の捻じれ。
・肩関節可動は肩甲骨と関係している。
・三角筋の深部に拘縮がある。
・前鋸筋《ぜんきょ》（当時は側筋と言っていた）が異常に盛り上がっている。
・鎖骨の上部に張りがなく、指が入ってしまう。
・剛引《ごうび》きが効果を上げる

【図 3】腕の回旋に関わる筋肉

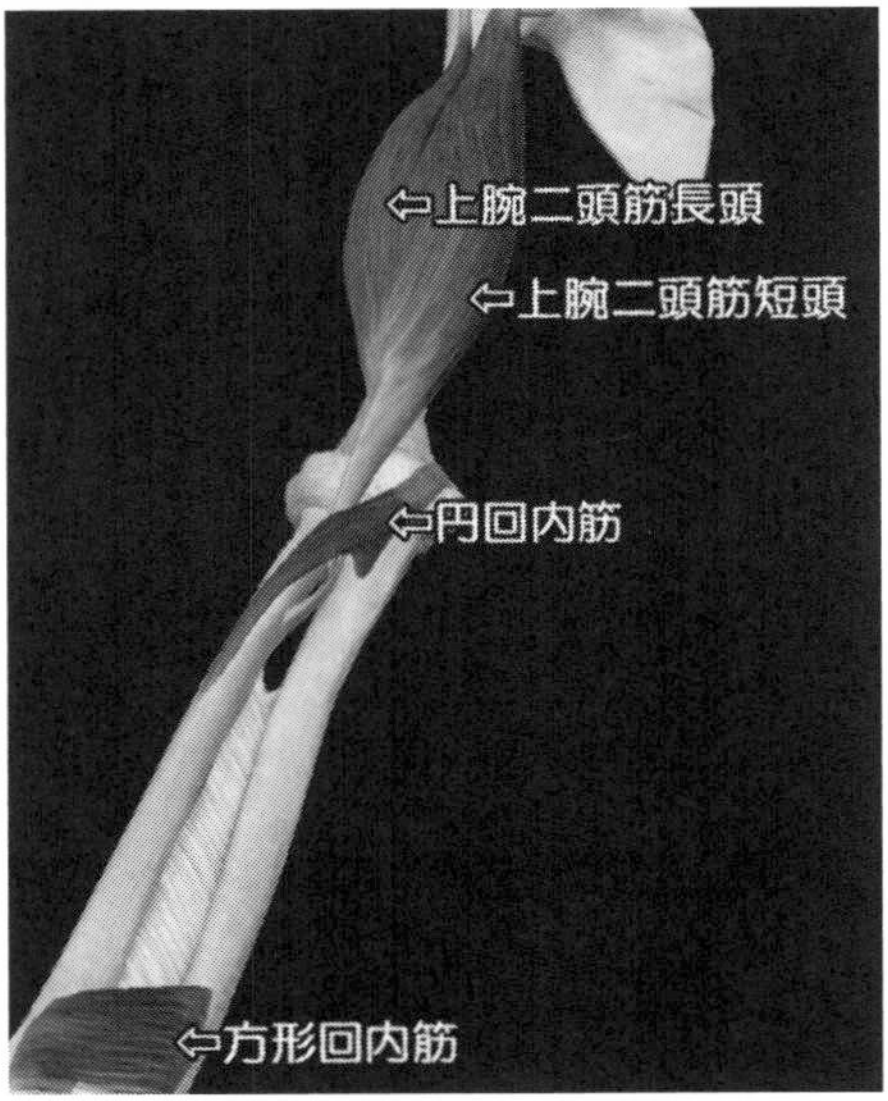

【図 4】後上腕回旋動脈と腋窩神経

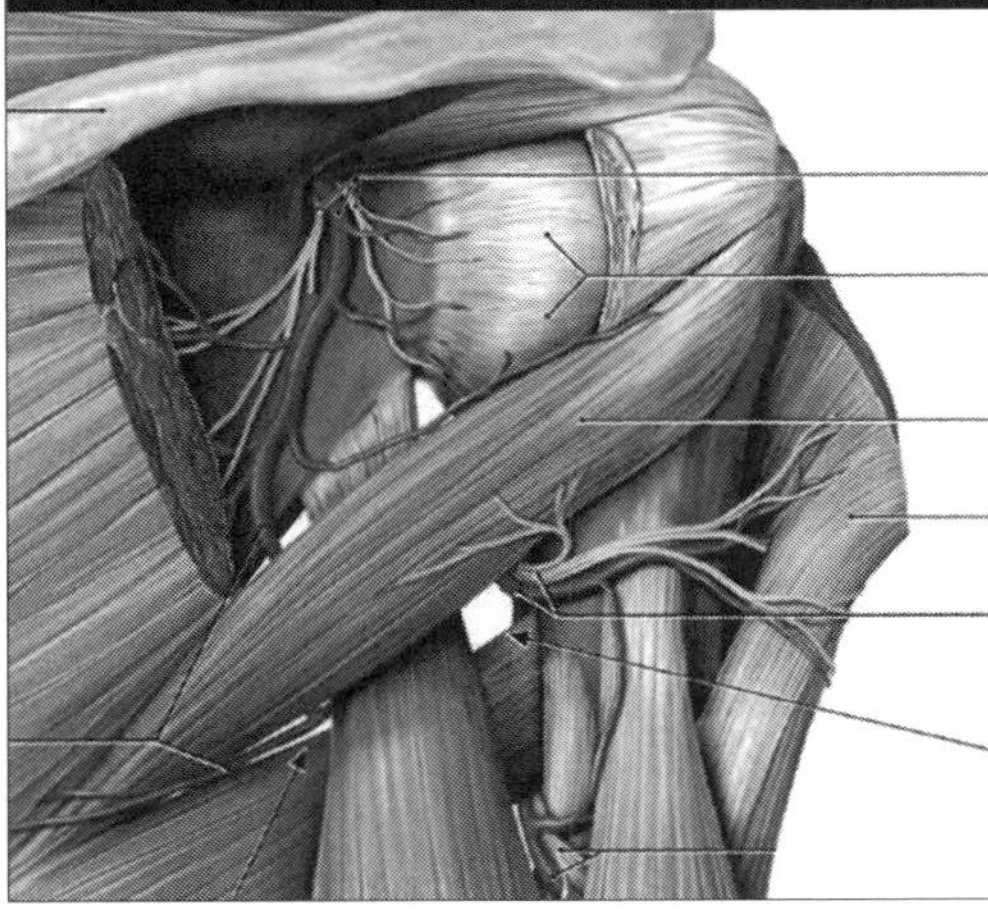

【図5】上腕における筋肉の主な構造

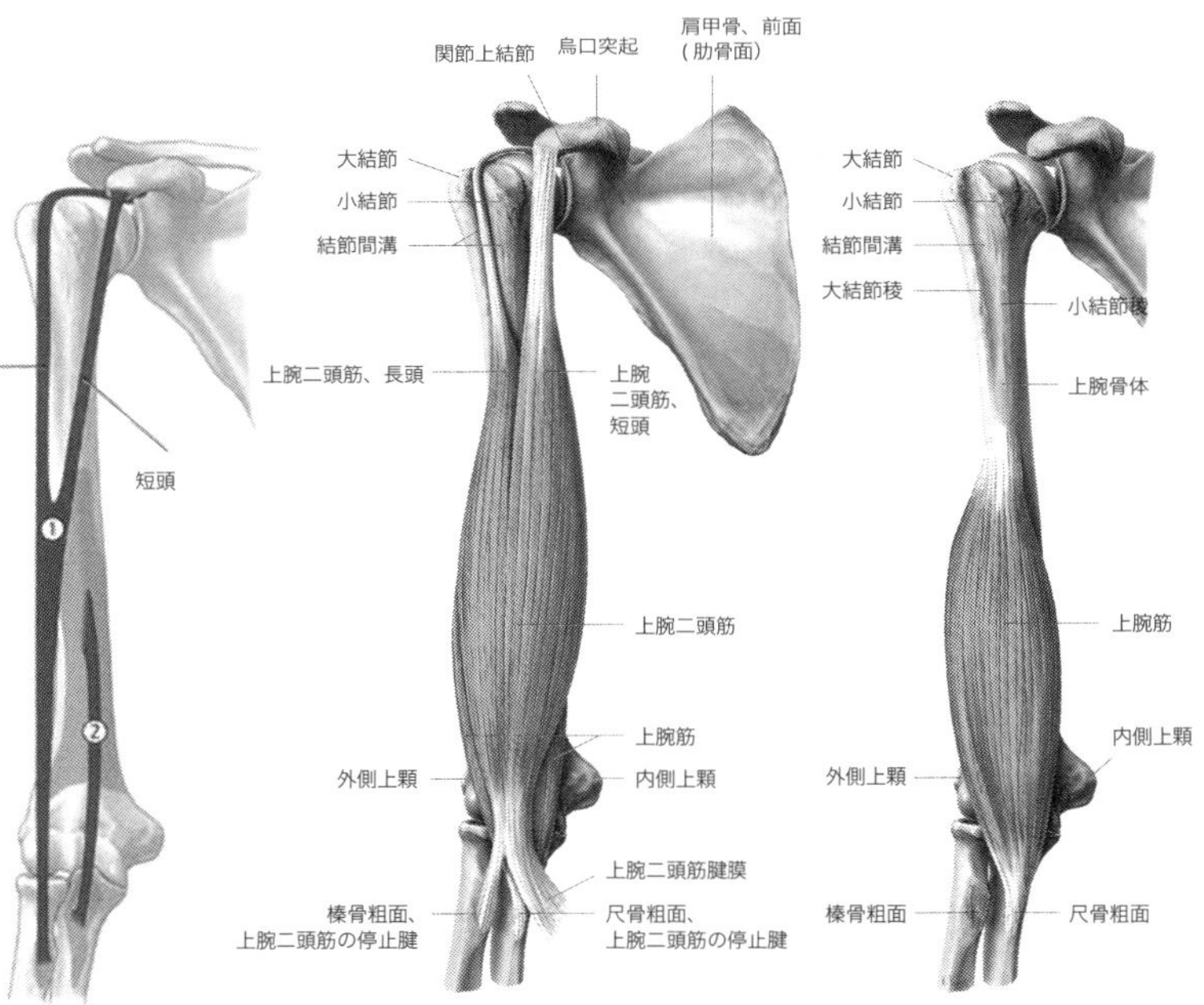

上腕二頭筋と上腕筋
右側、前面（腹側面）

上腕筋
右側、前面（腹側面）

と特徴を洗い出して、前腕の捻じれを取る施術を考案しました。これ以降は、五十肩の治療には、前腕の捻じれを取る施術を中心に行うようになり、4人中1人は改善していく確率となりました。

それから2年が経過して、施術精度も上がり、3人中1人の改善が出来るようになった時、新たな閃きが訪れました。

それは、急性の肩関節可動不全の女性を診たときでした。その時のメモに、

・鎖骨下筋の調整の必要性を知る。
・運動指導による調整を採り入れる。
・三角筋深部の調整の意味について考える。

となっていて、この女性を契機に、一気に肩のメカニズムについて深く理解できるようになりました。

5 「五十肩」施術の完成

それから順を追って五十肩ばかりでなく、肩に障害を持った方も訪れるようになりました。様々なケースによってバリエーションは膨らみ、解決策を授かり、五十肩の施術方法の完成に向かって、

牛歩の様なペースでしたがゆっくりと積み上げられていきました。その時の気づきのメモを完成までまとめて書くと、

・三角筋の外側深部（上腕三頭筋長頭）の調整を試みる。
・橈《とう》骨神経が関与していると確認できた。
・運動指導による調整によって制限の解除が行われることを確信する。
・挙上して内旋させると鎖骨下筋付近に痛みが走る。
・肩甲骨と上腕の付着している筋肉との関係に着目すれば、後ろ手にまわるはずと思った。
・三角筋の外側深部（上腕三頭筋の長頭）の調整だけでは完ぺきではない。
・前鋸筋と第一肋間筋が挙上制限をさせている。
・施術手順は、前腕から屈筋・円回内筋をしっかり分けて捻じれを取る。
・衝撃を受けた症状の場合は、肩鎖関節を鎖骨から調整する。
・初めて上腕二頭筋の付け根を意識した。

このような気づきが五十肩のメカニズム解明に寄与したことは明白であり、今までの『肩関節だけに注目していた治療法』では改善しないことが判りました。

その時点では、結論的に言うと『前腕の捻じれが上腕二頭筋の長頭腱を横靭帯の狭い箇所に追い

【図 6】上腕筋そのほかの断面図

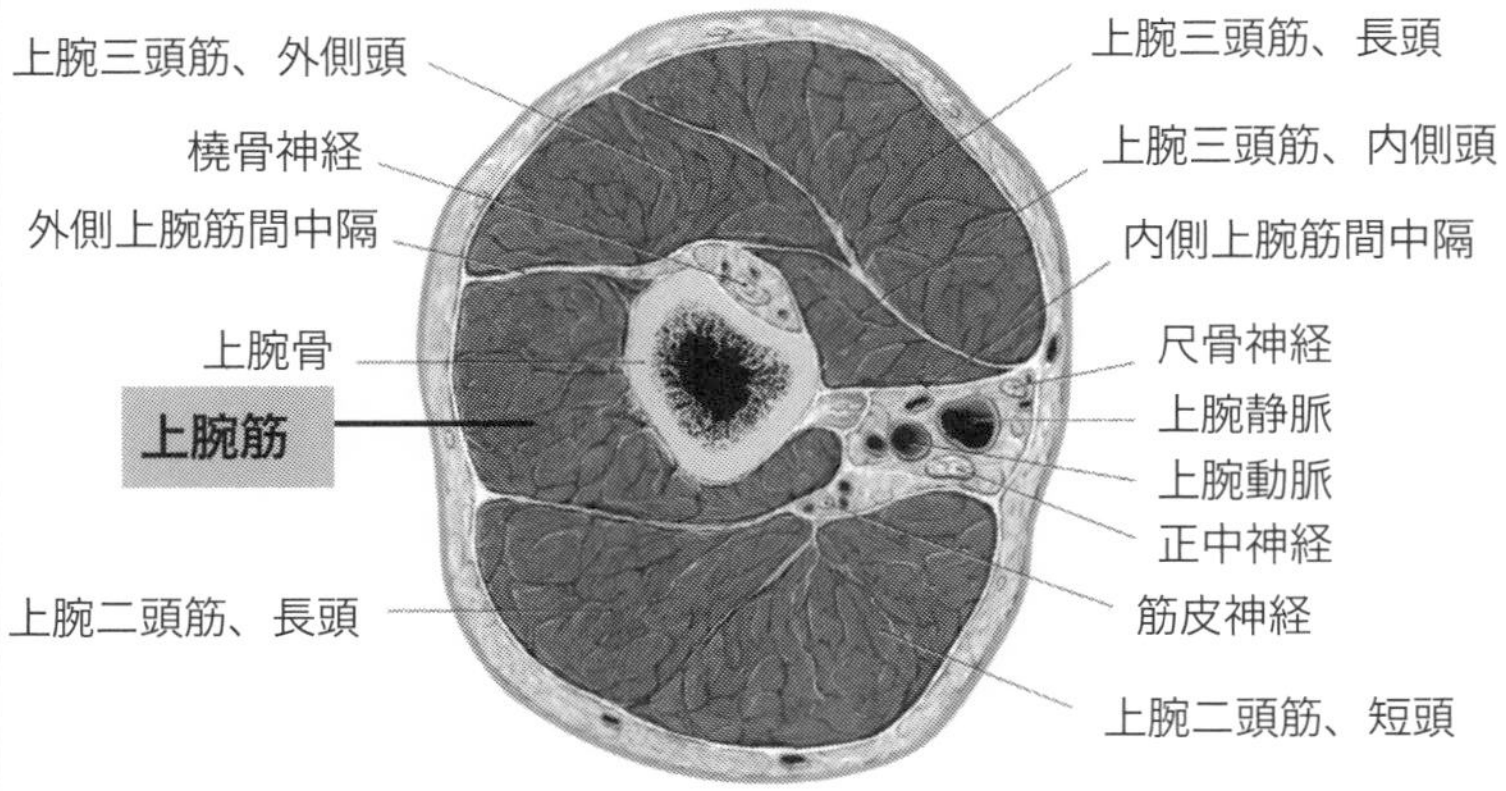

やってしまった』との考えに到達しました。

そして2013年9月に、1回目の五十肩等の施術方法が確立しました。

1. 前腕の捻じれを取る。
2. 手首の剛引きによる手根関節の調整。
3. 腕の剛引きによる上腕の調整。
4. 上腕二頭筋の長頭腱の調整。
5. 外側筋間中隔の調整。
6. 鎖骨下筋の調整。
7. 肩甲骨を浮かせる調整。

この七つの調整手順で、五十肩は9割以上が改善できます。しかし、1割が改善できないのは事実で、そこを追究しなくては五十肩の施術方法は完成したとは言えません。

そして、この方法を着実に実行することで、身体は変化を容認していきます。手抜きや手順の入替を行うと、高い確率で肩は動きません。それだけに手順は大切であり、その解明も必要になってきます。

このように、治し方を文書化すると簡単ですが、実際の施術となると、腱を引く力、位置、相手の症状、原因などを考慮に入れなくてはなりません。病状は、個々に微妙に違ってきます。その対応について、筋整流法の多くの腱引き師は学び、その神髄に触れようとしています。

腱引き療法では、このプロセスを「Serendipity（セレンディピティ）奇跡の出会いの物語」として記録しています。この五十肩改善の開発の歴史が、400年の腱引きに革命を起こし、西洋医学の限界を知り、それを打ち破る機会となりました。この時点で、セレンディピティによって五十肩等の施術方法が確立したのですが、治せない症例を求めて更なる研鑽と研究がスタートしたのです。

この技術が、すべての施術家のものとなればいいのですが、腱引きは『活法』で、裏を返せば『殺法』との表裏一体の技です。腱の引き方ひとつで致命的な損傷を与える危険性を知らなければなりません。生兵法はケガの元というように、〝鍛錬なくして習得なし〟です。

多くの施術家に腱引き療法を習うことをお勧めするのですが、技術の習得に夢中になり、相手に対しての気配りとか、観察を怠ったり、誰のために習得するのか?などの基本的な大切さを身に着ける努力が一番必要となります。最近、「腱引きを取り入れた独自の施術を行っている」などの話を聞きますが、これが時間制の施術であったり、腱引き師以外がこのような話をした場合は、それは怪しいと思っても間違いではないと思います。■

Chapter

10

上肢のケガ学（その2）

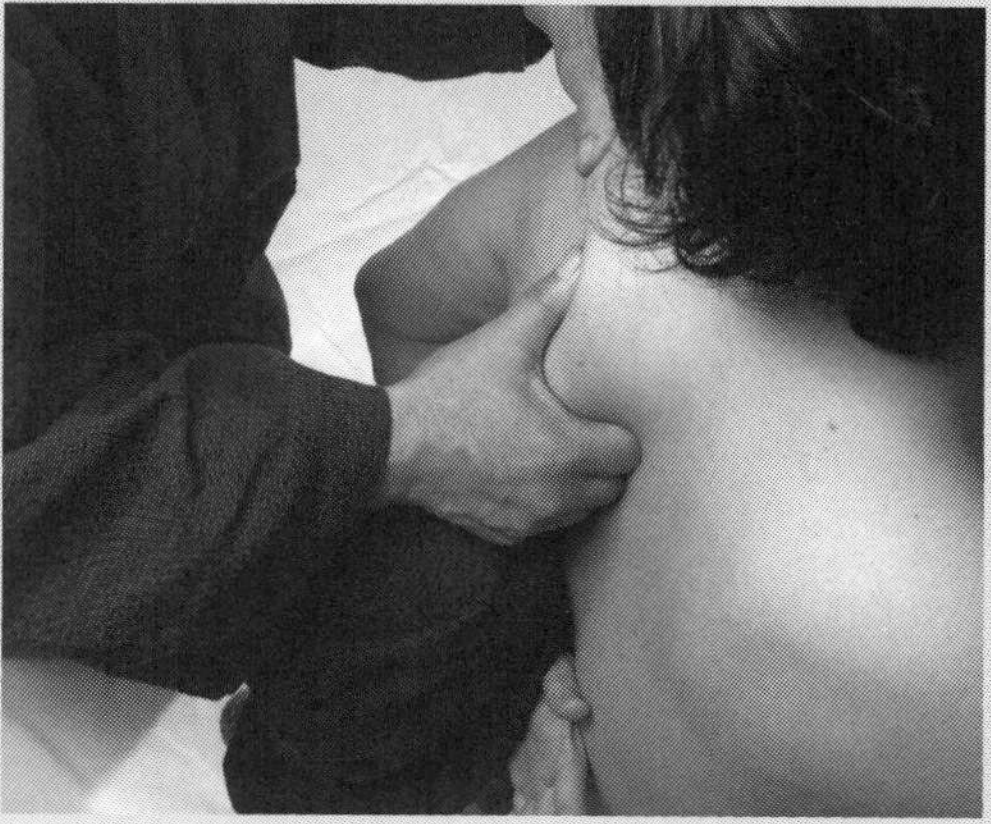

1 筋整流法の考え方

前項に五十肩完治への取り組みと開発経過を掲載いたしました。本項は、いよいよ2013年9月に開発された五十肩等の施術方法について解説します。

筋整流法は、肩が上がらないのは、前腕の捻じれによって上腕二頭筋の長頭の腱が引っ張られて、肩の関節面がずれている。または、肩鎖関節・烏口肩峰靭帯など、鎖骨と肩甲骨を結ぶ関節面や靭帯を中心とした箇所に様々な障害を引き起こしていると結論付けました。特に肩関節においては、その傾向が顕著に出ています。

その考え方の源は、橈《とう》骨祖面に巻きつく上腕二頭筋長頭の停止部と神経ルートの二つに問題があると考えています。腕神経群は、3つの神経ルートによって指を動かし、腕を動かしています。そして、絶えずその周辺の状況を中央演算装置である大脳に送り込んでいます。

指・腕・肩は、掌からの重量情報によって動きをコントロールしています。この力の源は、前腕の屈筋群であり、上腕筋群です。私の考え方の源泉は、「前腕の疲労が蓄積している時に掌や指を使い、手首の手根屈筋群を使って腕全体で活動を支えた」のではないか?という仮説からスタートしました。

疲労している時は、前腕を捻じることや肘を曲げることで掌からの重量情報を解消してきました。物を持つ、握るというイメージが指先や掌しか感じられないのですが、その多くの力は、「前腕の屈筋群」で補っています。ここに大きな問題が生じてきます。疲労していなければこのような捻じれは生じてこないということです。

〝捻じれ〟が生じるということは、どのようなものでしょう。回内筋や回外筋によって橈骨と尺骨がクロスし、クロスすることで骨に巻きつく筋肉は、断面積を増やして力を発揮できるようになります。イメージと重量計算が一致するために、腕全体の筋肉は問題がないと脳は判断しているのでしょう。

疲労によって前腕屈筋群だけでなく伸筋群についても捻じれが動員され、捻じれによって巻きつけられた腱（上腕二頭筋長頭）が前腕を回内しても解放されないという現象が起きます。この現象により、円回内筋の下層を通過する正中神経（次頁図1参照）と異常接近する形となります。この接近情報は直ちに大脳に送られ、神経によって伝達される情報に混乱を起こさないよう、捻じれを維持するように前腕に命令しているはずです。

こんな危険な状態を回避するために筋紡錘と腱紡錘が存在し、絶えず筋肉や腱を監視しているのです。問題が生じようとした時、筋紡錘と腱紡錘の働きによって関節可動域の制限が入ります。こ

【図 1】円回内筋と正中神経

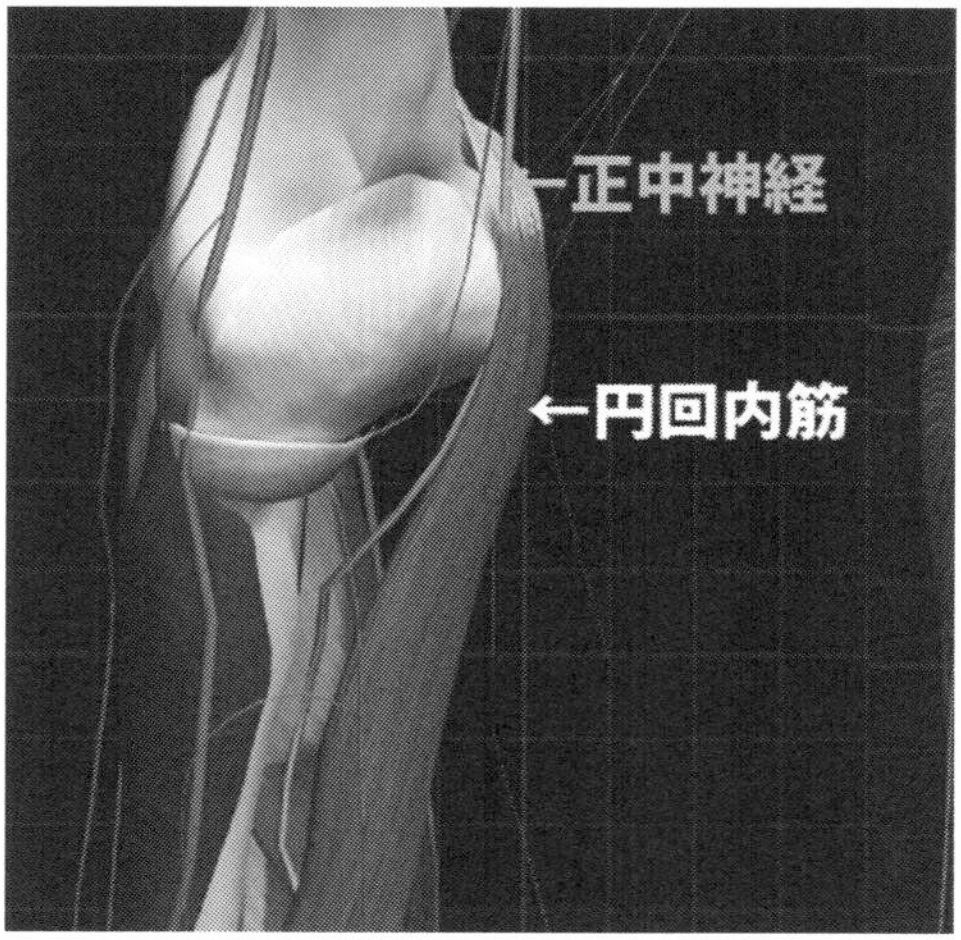

【図 2】上腕二頭筋長頭の異常

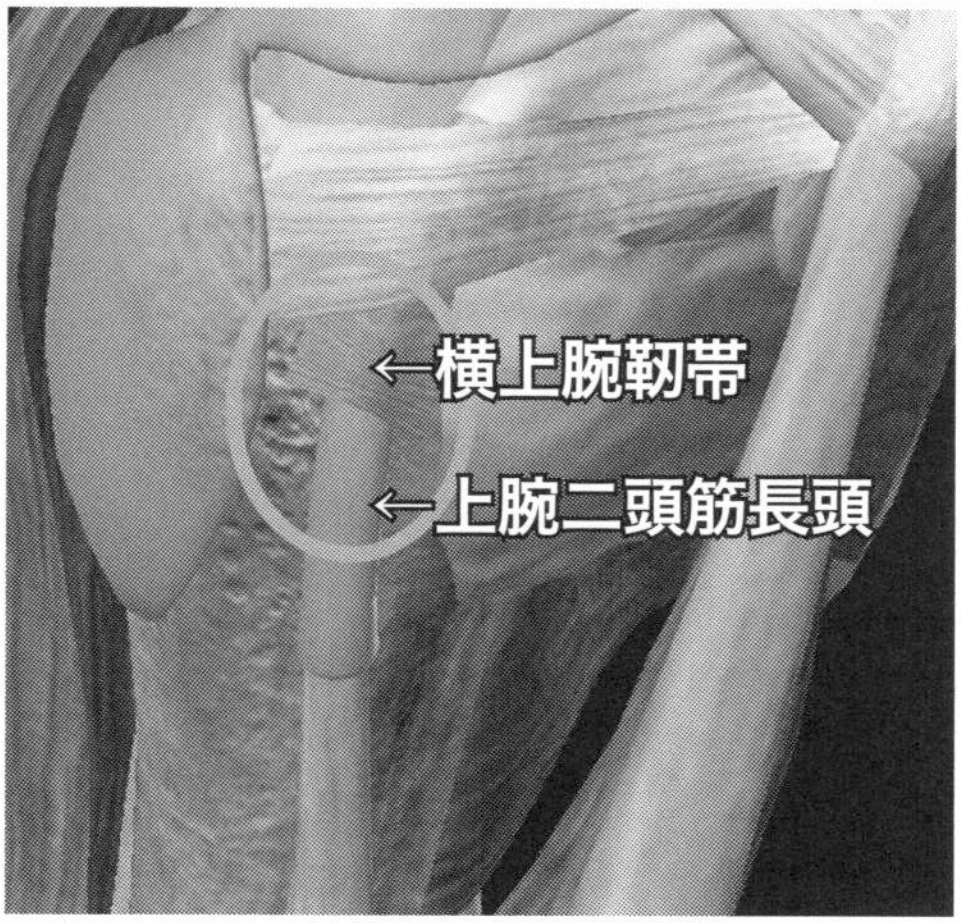

前腕の捻じれによって、上腕二頭筋の腱が
横上腕靭帯の狭い端に入り込んでしまう。

れが「自己抑制反射」です。現象としては、痛みを伴う場合が多く、可動域ロック、または力が抜けた状態と考えてください。

手のひらや指からの荷重情報が、前腕を捻じり、上腕二頭筋を引っ張っています。その結果、上腕二頭筋長頭腱は、横上腕靭帯内の狭い領域に入ってしまうのです（前頁図2参照）。

私は常に下流から検証していくことで、問題をあぶり出し、原因を探り出しています。西洋医学の基本的な考え方は、上流から判断しますので、最終的に頚椎に原因があると結論付けることが多いようです。

私は、〝自己抑制反射を解除することが肩上げを可能とする〟唯一の方法だと確信しています。問題部位に囚われずに、周辺から丹念に問題になる現象を探し出し、その現象をどのように解除していくかを考えることが大切です。

2 肩を上げるために

五十肩・四十肩などの肩が上がらない有力な原因は、前項で述べた通り〝前腕の捻じれ〟にあり、その結果、上腕二頭筋長頭腱が横上腕靭帯に挟まっていると考えていいでしょう。前腕の捻じれによって上腕二頭筋は橈骨に巻き取られます。この現象によって上腕二頭筋長頭腱が、横上腕靭帯に挟まってしまいます。この物理的な現象が、大概の五十肩として捉えてもらえば良いと思います。

その物理的な現象を解除するためには、前腕の捻じれを取れば済むのですが、靭帯はそんな単純なものではありません。Chapter 9にも述べましたが、「前腕の筋紡錘反射や腱紡錘反射の解除」を行わないと、この捻じれはすぐに復活してしまいます。

そのために、筋整流法の奥義である「指入れ」という術が必要となります。奥義「指入れ」とは、筋整流法秘伝書奥義第五伝に位置付けられている術です。これによって、円回内筋の位置調整を行います。

正中神経は前腕の真ん中を通って人差し指、中指、薬指の半分を支配する神経です。このルートが、前腕の捻じれによって円回内筋の底部で接触しようとしています。この接触を阻止するために円回内筋の筋紡錘反射が出て、緊張を維持しようとしています。この捻じれによって前腕の屈筋群と伸筋群のバランスが壊れ、常時、捻じれた状態となって上腕二頭筋を引っ張ってしまう現象が起きています。これが五十肩・四十肩の大きな原因になっています。その結果、回内させても上腕二頭筋の停止腱は解放されません。ここに問題が生じています。

肘を屈曲すると、上腕二頭筋は屈筋としての役割に加え、強力な回外筋としても作用します。肘

【図 3】前腕の回内位における筋紡錘反射

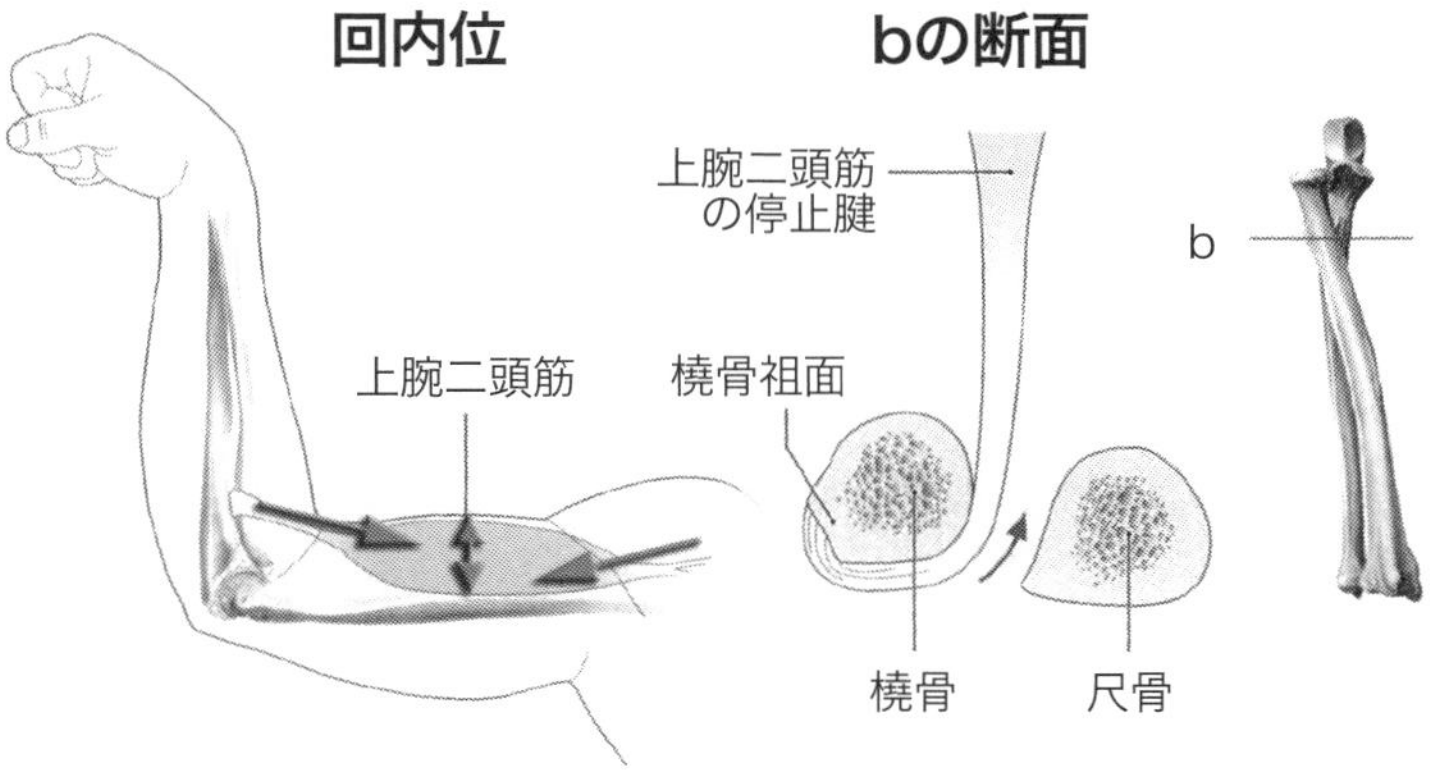

が屈曲位の場合、テコの柄としての上腕は回内軸・回外軸に対してほぼ垂直になっていますので、肘が屈曲している場合に前腕を回外させることが特に有効であるのはこのためです。

前腕が回内位にある場合は、上腕二頭筋の停止腱は橈骨の周りに巻き付いていますが、収縮して肘を曲げると、上腕二頭筋の停止腱はクランク（回転軸）の周りに巻き付いた紐のように解かれてしまいます（前頁図3参照）。この筋紡錘反射を解除の一つの方法として円回内筋の底部を動かします。そのためには、奥義である「指入れ」を行います。

このルートこそが筋整流法の考え方で非常に重要な神経ルートであり、筋肉と神経の位置関係を解明する突破口でもあります。「指入れ」を行うことにより、正中神経は、位置的に安定すると思ってください。

3 なぜ肩が上がらないのか？

今まで〝肩を動かす〟〝痛みを除去する〟様々な方法が試されてきました。しかし、これといった打開策がないまま諸説が存在し、常に肩関節だけに注目して来てしまいました。

その一つは、「棘上筋《きょくじょう》」の障害とされていました。次の図は、

【図 4】棘上筋の腱の障害

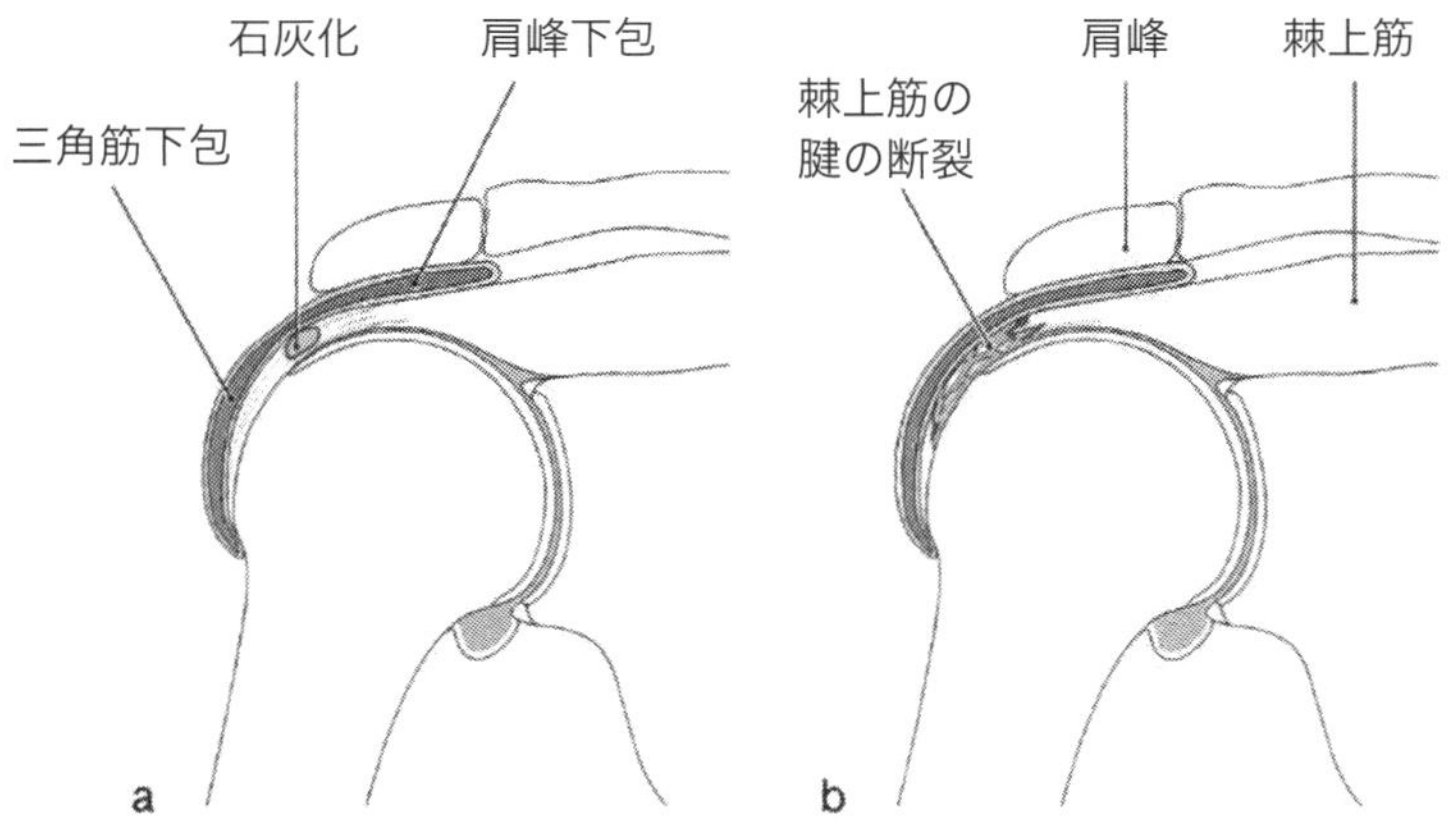
石灰化
肩峰下包
三角筋下包
a
肩峰
棘上筋
棘上筋の
腱の断裂
b

aでは、石灰化（石灰化腱）と関連する変性。

bは、回旋筋腱板の断裂（棘上筋腱断裂）の図となっています（前頁図4参照）。

棘上筋の腱は回旋筋と腱板の中で最も損傷されやすいと言われています。これが断裂すると肩峰下包と三角筋下包は、関節腔から分離されなくなり、ひとつながりの腔となってしまいます。

棘上筋の機能が腱の断裂によって失われると、特に上腕の外転の開始が障害されます。棘上筋は通常、最初の10度位の外転に働いていると言われていますので、初動から肩が上がらない現象になります。その他、棘上筋の腱は石灰化やほかの変性疾患によって肥厚し、腕を外転した時に肩峰の下で肩峰下包を圧迫する棘上筋症候群（supraspinatus syndrome）やインピンジメント症候群（impingement syndrome）などがあり、インピンジメント症候群では60～120度の外転時に痛みを生じます。

4 肩関節の運動についての再度考察

肩関節の運動は、そんな骨や関節だけで捉えてしまうと盲目的になってしまいます。運動するために必要な筋肉をもう一度すべて洗い出してみると、その多様性に驚かされます。肩を可動させる

【図 5】上腕筋間中隔（内・外）

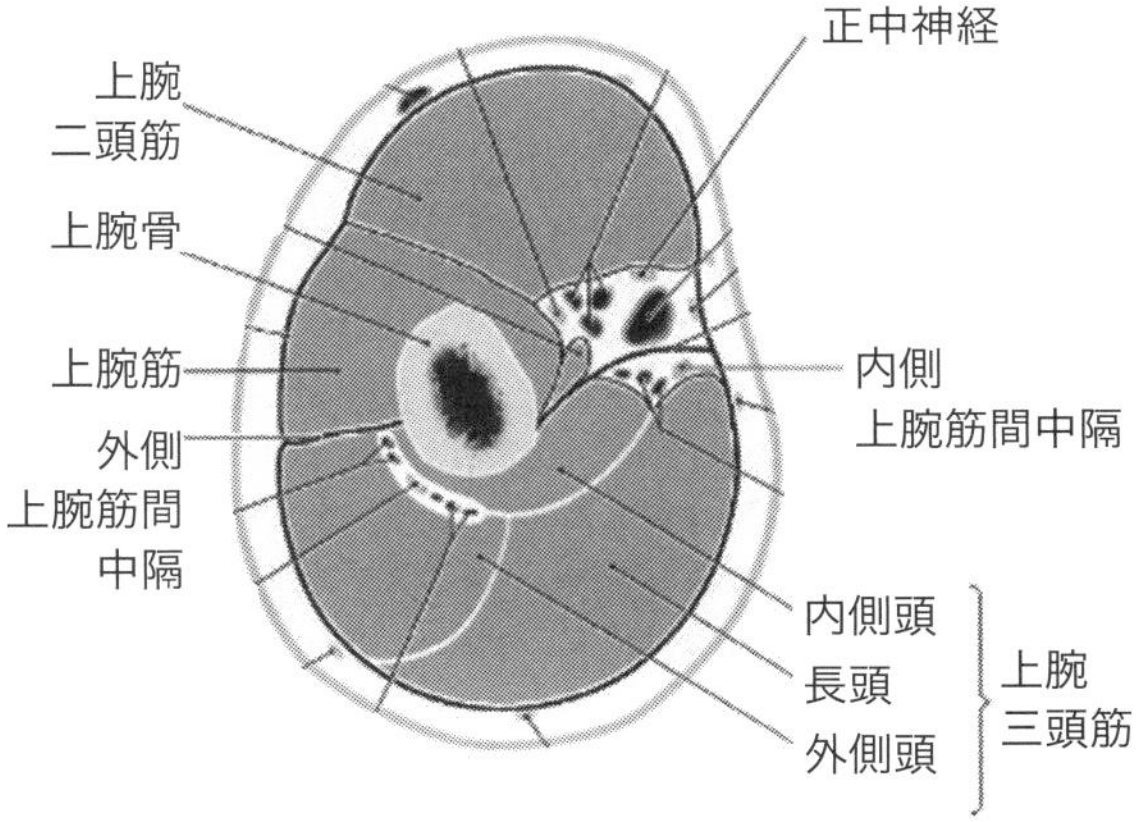

という事は、首・胸・背中なども関係してくることが判ります。

○上腕筋間中隔

「上腕筋間中隔《きんかんちゅうかく》」は内側《ないそく》と外側《がいそく》にあり、外側上腕筋間中隔は橈骨神経の上に存在するので、骨に当たるように擦ると親指がしびれるなどの痛みを生じます（図5参照）。余り強くこすらないようにしましょう。この外側筋間中隔を刺激することによって、〝三角筋の腱紡錘ロックを外す〟役割をしているようです。

内側筋間中隔は、内側に存在します。こちらは上腕二頭筋と上腕三頭筋を分け、正中神経と尺骨神経が触れないようにす

【図6】肩甲骨と回旋筋腱板がつなぐ筋群

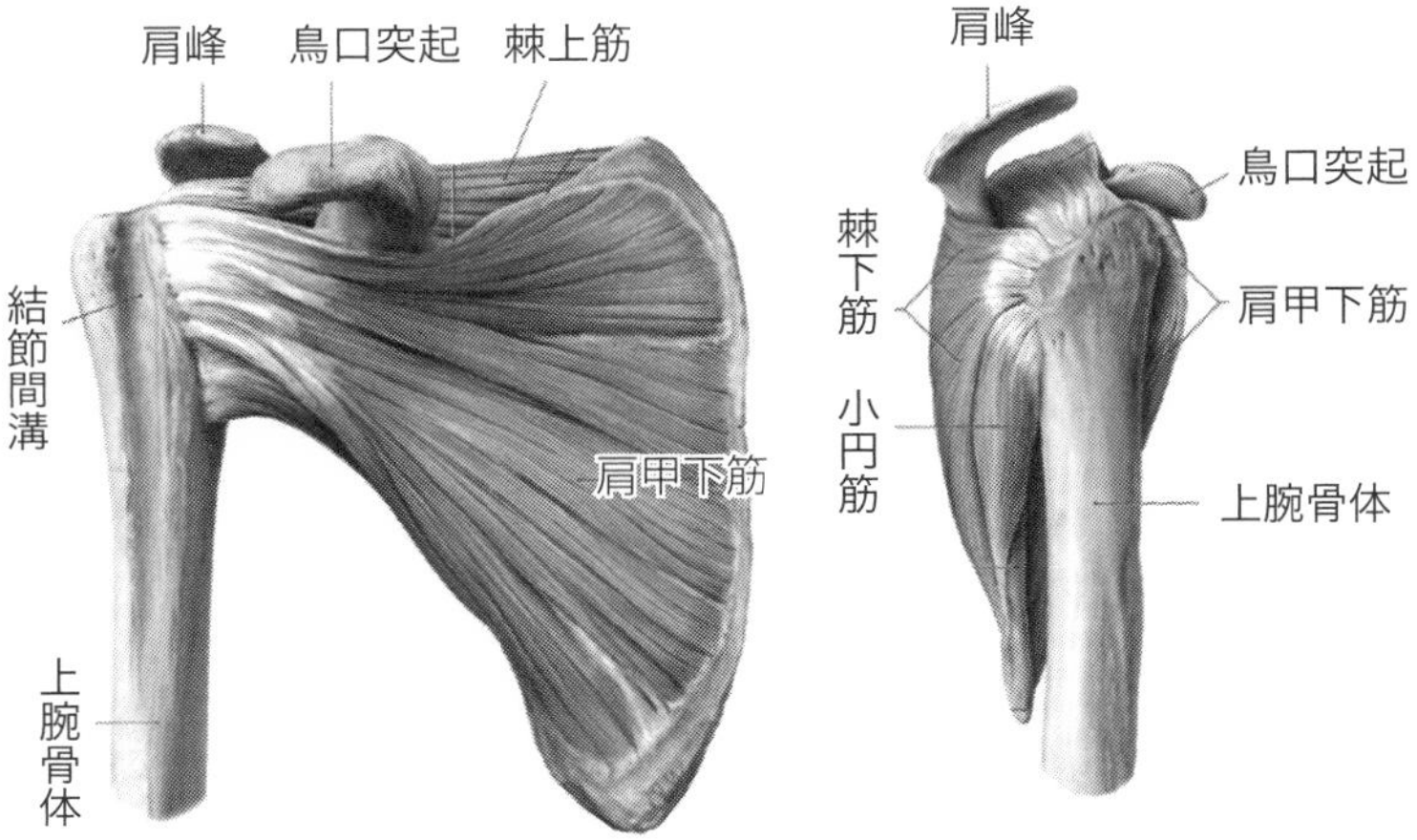

る役割を担っています。

○回旋筋腱板

「回旋筋腱板」は肩甲骨の前面と後面からおこる4つの筋、すなわち肩甲下筋、棘上筋、棘下筋、小円筋の腱のことを言います（図6参照）。回旋腱板、または英語で「ローテーター・カフ」とも言います。

回旋筋腱板は上腕骨頭をかかえ込んで肩関節を安定させる働きがあり、そのため腕を使う運動には全て密接に関係してきます。このローテーター・カフをうまく連動させて使えるかどうかによって、運動の効率が全く変わってしまいます。

○上腕二頭筋

上腕二頭筋（biceps brachii）は人間の上肢の筋肉で、腕を曲げた時によく浮き出る筋肉です。通称「力こぶ」と呼ばれています。「二頭」の名の通り、起始部が長頭と短頭に分かれています（152頁図2参照）。

長頭は肩甲骨関節上結節から起こり、上腕二頭筋長頭腱として関節包内・上腕骨結節間溝を通り、大部分は橈骨粗面に停止します（一部は尺骨の前腕筋膜に停止します）。短頭は肩甲骨烏口突起から起こり、停止部は長頭と同様です。

○結節間溝

結節間溝（intertubercular groove）は、2結節の間を通り上腕骨体を下行する溝を言います。その溝に上腕二頭筋長頭の腱が通ります。

上腕骨は、大結節、小結節、結節間溝、三角筋粗面、上腕骨体、肘頭窩《か》、上腕骨顆などからなります（前頁図6参照）。支配神経は、腕神経叢の外側神経束の枝である筋皮神経です。

【図７】肩の「球関節」部

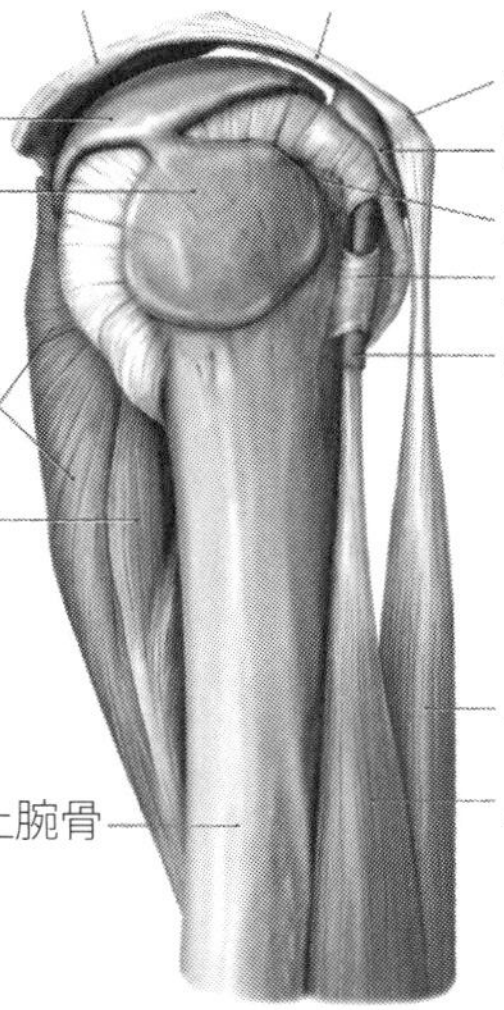

○肩関節

人体で最も可動性があるが、障害されやすい肩関節では、上腕骨頭は肩甲骨の関節窩と関節し、「球関節」を作ります(図7参照)。

上腕骨頭の関節面は、肩甲骨の関節面の3～4倍の大きさがあります。この違いを補正するため、肩甲骨の関節嵩はわずかにくぼみ、辺縁の線維軟骨による関節唇で大きくなっています。

関節面の大きさの違いにより、安定性は劣りますが、肩の可動域は広がっています。関節包と靭帯が弱いため、主に回旋筋腱板が肩関節の安定に役立っています。

○肩甲骨の運動

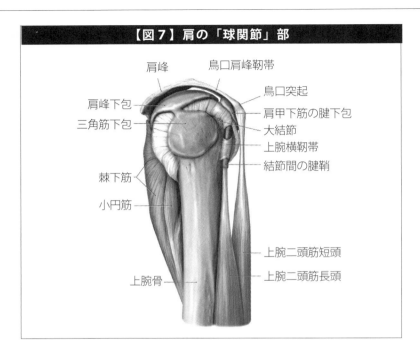

【図 8】上肢帯と肩関節の運動

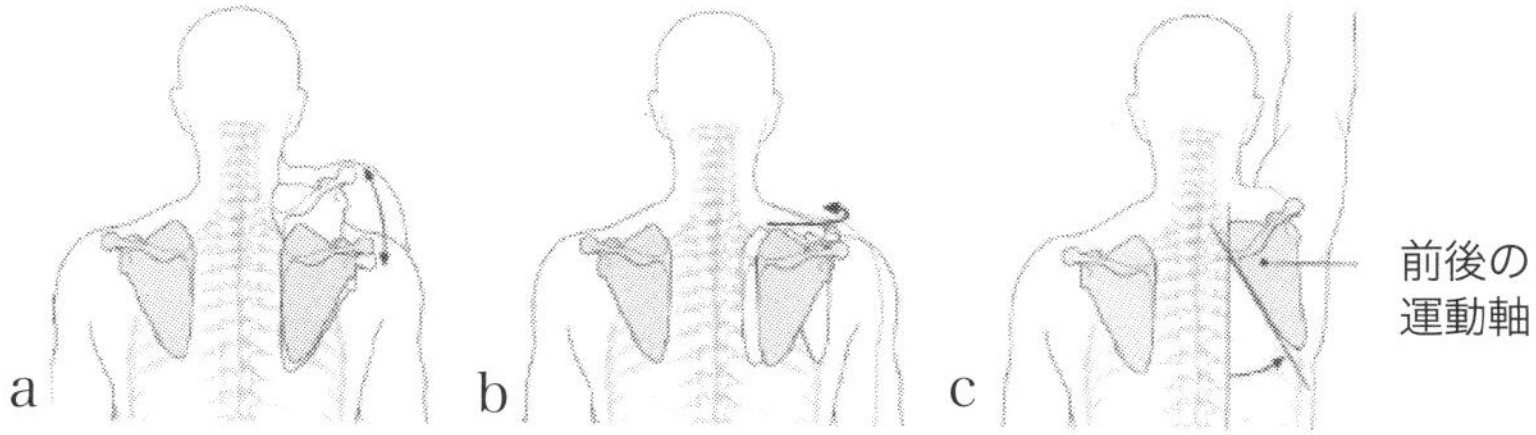

a 挙上と下降（上肢帯の挙上と下降の際）：肩甲骨の頭尾方向の移動。
b 外転と内転（上肢帯の外旋と内旋の際）：肩甲骨の後内側〜前外側への水平方向の移動。
c 下角の外転（腕の外転と挙上の際）：肩甲骨の中央を通る前後軸の周りを肩甲骨が回転します。

胸鎖関節と肩鎖関節は機械的に関連しています。鎖骨の運動は肩甲骨の運動を伴い、肩甲骨は肩甲骨胸郭関節において胸壁上を滑るように動きます。

その運動と位置の保持は、筋肉の働きによって上図のように分類されます（図8参照）。

まとめると、肩関節の可動と痛み除去に関する施術方法（アルゴリズム）は次頁別表のようになり、Chapter 9で掲載した七つの調整手順から十項目になり、現在はこれをベースに個別に対応する施術に変化しています。

多くの臨床を行って、さまざまなケース

肩関節の可動と痛みの除去の施術アルゴリズム

1. 前腕の捻じれ検査を行う
2. 前腕の骨間調整を行って屈筋群と伸筋群のバランスを整える
3. 指入れによる正中神経と円回内筋の調整を行う
4. 手首の剛引きを行って、前腕の最終調整とする
5. 腕の剛引きを行って、上腕の筋肉構成を整える
6. 上腕二頭筋の長頭腱を調整
7. 鎖骨下筋の調整
8. 前鋸筋と三角筋の調整
9. 上腕外側筋間中隔を擦って調整
10. 上腕二頭筋の長頭腱を調整できる運動指導

に触れながら、人間の複雑な運動機能の構造をより深く知ることが大切で、止まらずにゆっくりしたペースでも毎日が進化の連続となっていると思い、奢《おご》ることなく取り組むことが大切です。

■

Chapter

11

頸部周辺のケガ学

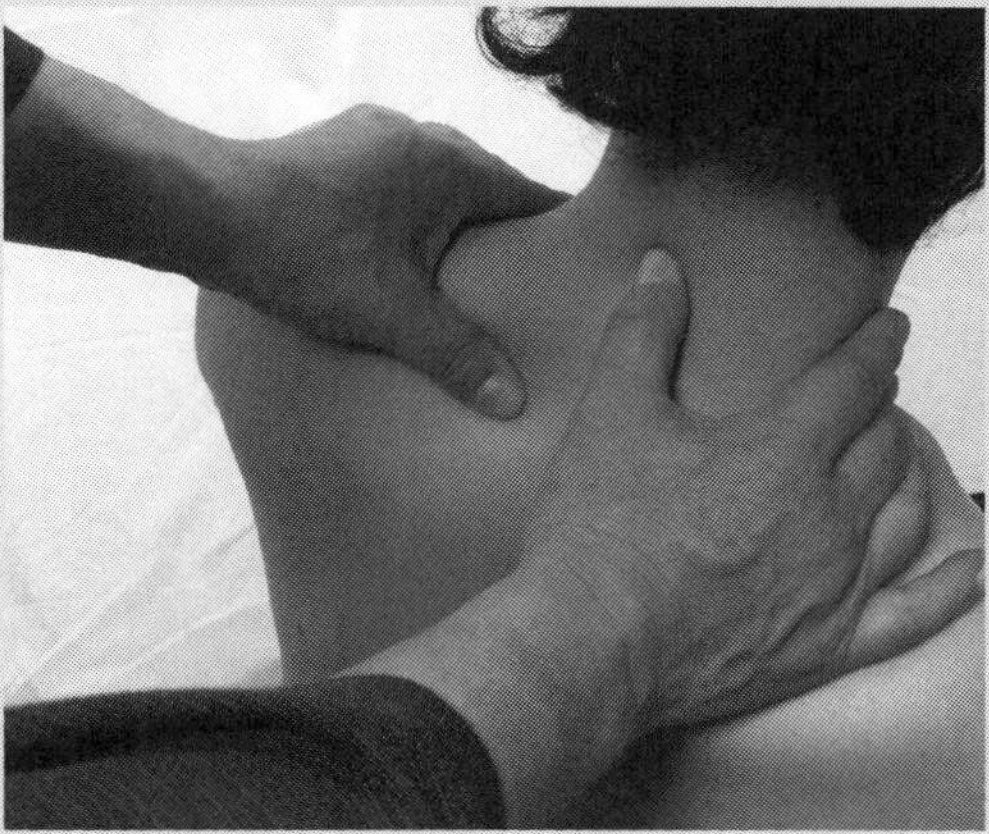

1 頸部周辺の治し方

ケガ学も足裏から始まり上に伸びてきましたが、最終項へ向けては、いよいよ頸部周辺について記載します。

〝首〟と表現すると、細くなっている部分を「〇〇首」などと言って表現されることから、〝頸部〟と言った方が分かり易いと思います。頸部も〇〇首も重要な部あ分というイメージ通り、しなやかな動きで、私たちが運動する上で欠かせられないものです。胴体はすべて〝首〟によって囲まれていますので、〇〇首は身体ネットワークの端末を結び付ける（ジョイントする）といったところでしょう。

頸部の疾病《しっぺい》について思い浮かぶのは、寝違い、むち打ち症など急性症状で、昔は筋違いによる痛みが伴う症状という事でしたが、日本整形外科学会で14種類の症状を掲載しています。骨と神経の関係を明らかにして、腕のしびれや足のしびれなどについても頸の病気として捉えているために、幅広くなっているのだと思います。

腱引きでは、首に関しては、痛みと可動制限について治療法が考案されています。〝手のしびれ〟については、腕の病として捉えています。最終的に頸の治療まで来ることがありますが、腕内で納めようと考えています。

西洋医学では、神経を中心に上流から原因を突き止めていきますが、腱引き療法では、下流から調べていきます。私は症状に関して、〝何時どんなことが起こったのか?〟〝どの部位がしびれているのか?〟聴取と触診によって原因を追究していきます。今までの経験から痛みの限界域やしびれの限界域によって、発痛やしびれの原因がある程度特定できるからです。

画像診断によって手術を行っても、なぜ、完全に元に戻らないのでしょうか?

それは、神経を圧迫している骨を削る操作が必要な手術では、操作中に神経を守るために「ヘラ」を当てたり、神経を横へよけたりすることが必要となってきます。この操作は神経にとっては「圧迫する」ことや「引っ張る」ことになりますので、脊椎の手術では必ず神経に対して圧迫や牽引が生じているわけです。

手術後に神経に対する新たな圧迫が生じていないかを、MRI、CT、造影検査などで確認します。神経に対する圧迫がなければ、前述のような原因でのしびれと考えられるので、ある程度「しびれの残存」を許容する、すなわち「しびれに慣れる」ことが必要と説明されます。

神経障害を除去するために新たな神経障害が生まれるパラドックスに疑問を持たないで手術を行う。稀でありますが、悲劇も生まれてきます。

リスクの少ない手技で、まず治療に入ることをお勧めします。

2 頸そのものの異常を解消する

という事で、腕のしびれと頸の関係については、別の場所で考察します。本項では、頸そのものが動かない、痛い、異常なコリの治し方について書いてみます。

まず、腱引き療法においては、二種類の奥義を入れた治療となります。

一つは、奥義第三伝「引き入れ・引き抜き」、もう一つは奥義第二伝「剛《ごう》引き」を用いた極意「兜挙《かぶとあ》げ」という豪快な技です。どちらも恐らく一分もかからずに完結してしまいます。

技の選択は、腱引き師が症状に応じて選ぶのですが、奥義の活用だけあって奥が深い技となっています。それだけにまったく結果が出ない場合もあり、その場合は、腱引き師の技量によるものと思ってください。

まず奥義第三伝「引き入れ・引き抜き」という技は、古来より伝承された奥義です。伝承では、「一点に気を入れて押し込み、呼吸を整え、気血を追う意識で引け。すなわち引き入れなり」

解説では、〝引き入れ〟とは、抑えと押し込みを一体化した術の総称であるとされています。

引き入れのポイントは、〝腱・筋肉の硬直した部位、または経絡上にあるとされていて、確実に

【図 1】「引き入れ」

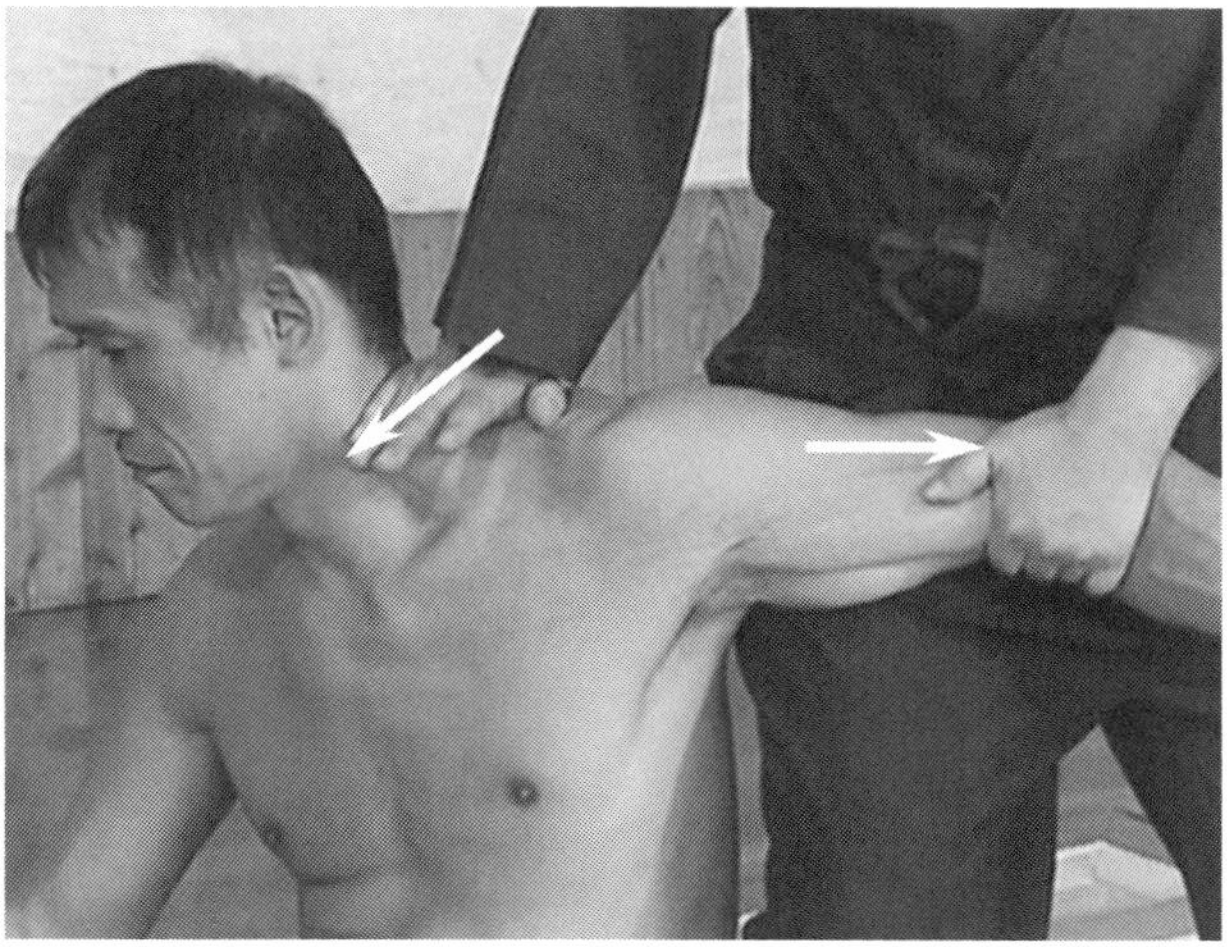

【図 2】「引き抜き」

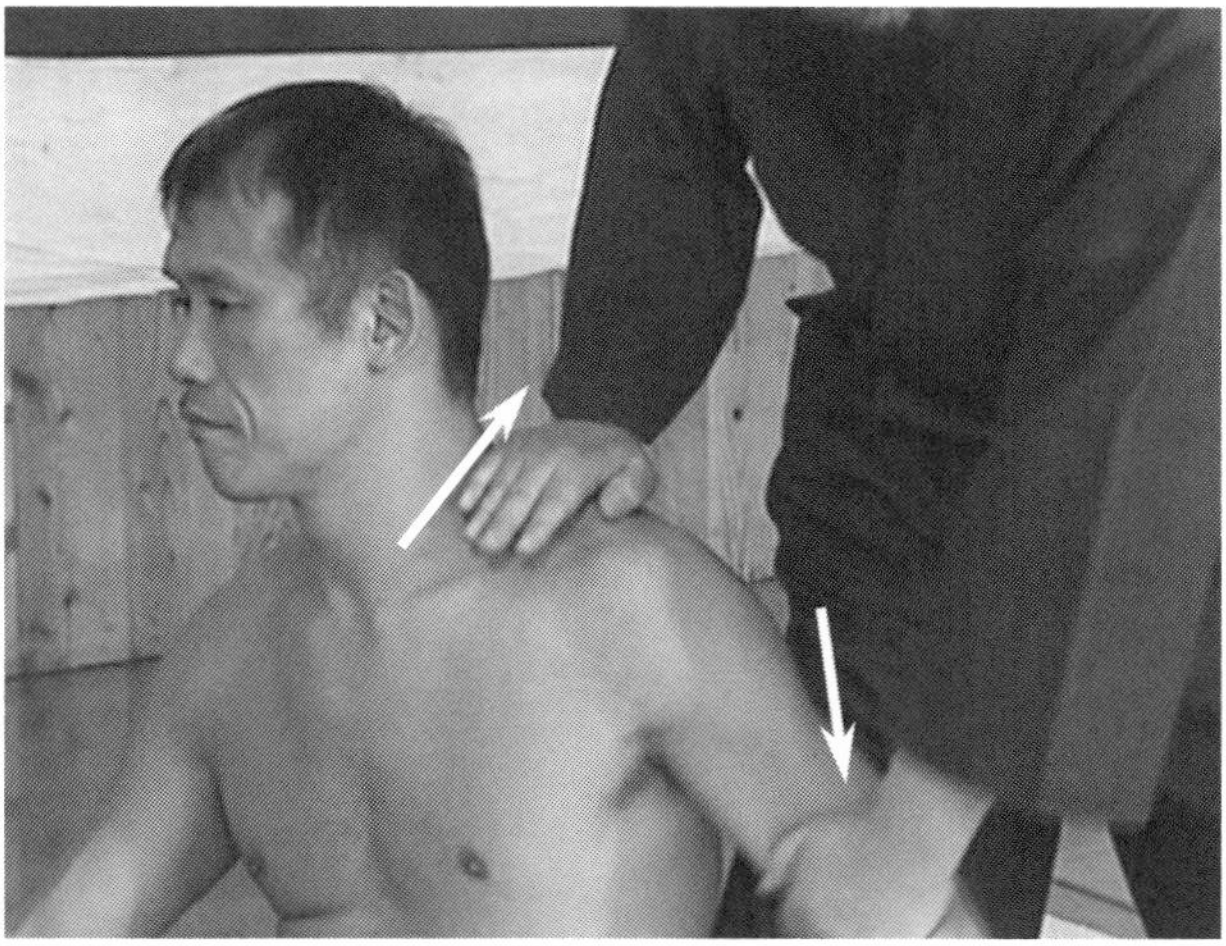

そのポイント上に指、または手刀を置いてから、呼吸を整え、息を止め、吐き出しながら、頸部をゆっくりと押し込み、腕を引くこと。この時、相手の呼吸に合わせて頸部のポイントに圧力を加えることです。

引き入れる箇所は、〝ずれない程度のしっかりした抑えが必要であるが、強くある必要はなく、相手の呼吸とか反射を感じるようになれば、自ずから引き入れの圧力というものが理解できるようになる〟となっていて禅問答のようです。

そして、〝引き抜き〟については、「引き抜きとは、引き入れと対《つい》の術である。気血を巡らすように弛める。すなわち引き抜きなり」

解説では、引き入れの圧力が頂点に達したとき、相手の呼吸＝波動に合わせて全身の力をゆっくりと抜くように弛めます。これによって、相手は気血が上がってくる感覚を得ることができるはずです。

引き抜き術とは、新たな体流を創ることとなっています。やはり禅問答のようです。

奥義は、技であって技でなく、そのやり方と考え方なので、具体的な施術については、奥義書ではなく、極意書に記されます。極意は具体的な技を指します。

3 極意書、第三伝「頸調整の極意兜挙げの引き入れ・引き抜き」

頸の旋回不全・頚椎損傷等の調整は、兜挙げと引き入れ・引き抜き術を用いて対処する。

「首を落とすように肩を引く」すなわち引き入れなり。首筋の硬直している腱・筋肉に手刀を立て位置を決め、逆方向に首を下げさせ、腕を持って後方に引く。腕を持って引き入れる時、首筋の手刀から肩にかけては、流れるように平手押しに変化させる。

「腕を下げ肩が伸びたら掌を緩める」すなわち引き抜きなり。首・腕の引き入れが完全に決まったら、しばらくの間その姿勢を維持し、ゆっくりと腕を下げていく、この時、平手押しから肩を掴むようにし、下げていく速度に合わせて掌を緩めていく。

この引き入れ・引き抜きを二度行い、首の稼働域と痛みについて検査を行う。改善が見られない時は、首筋に立てた手刀の位置を変えて再度行う。このように伝承されています。

この技は、寝違えや投げられたり、頸を極められ捻って負傷してしまった時などは、素早く元に戻る一撃技ですが、むち打ち症など身体全体に衝撃が入っている場合についてはあまり効果を期待できません。

そこへいくと、もう一方の「兜挙げ」はすさまじい効果が期待できます。この兜挙げの効果を目

【図 3】「引き入れ（右）」「引き抜き」の構造

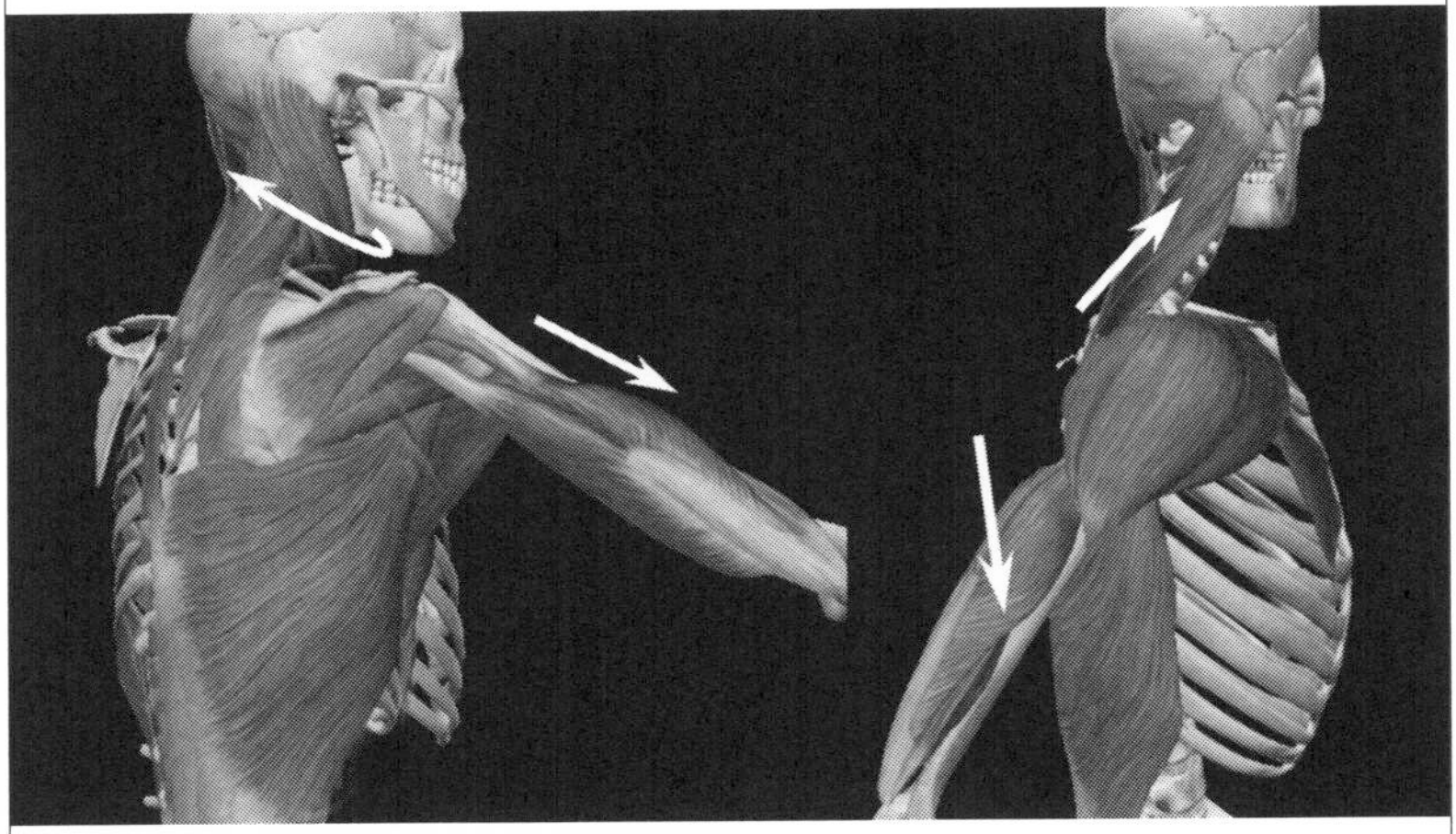

の当たりにすると、整形外科における頸の牽引や整骨で行う電気治療などは、何のために行うのかと思えるほどです。

この極意「兜挙げ」は、下人が上司に行う技として、合戦の時、兜の重さを感じなくなるほどと言い伝えられています。極意書に記載されていましたが、古来よりの謂《い》われはなく、それらしい絵のみが残されているだけです。

この兜挙げとは、どのような技かというと、頭蓋骨と首の間に親指を差し込み、顔面を上げ、上を見させるようにしてから顎を引き上げます。この動作で分かるように一見、頸椎を伸ばしているように感じますが、第二頸椎を中心に頭蓋を動かし、頸椎の関節を開くように上方向に持っていっています。

この時、頸部では何が起きているのでしょうか？　後で詳しく解説しますが、簡単に言うと兜挙げは第二頸椎である軸椎を動かし、頸の環境を整え、本来の首の動きを取り戻す施術だという事です。

親指の位置と頭蓋を持ち上げるタイミングが一致すれば、回旋不全・むち打ち症・寝違いなどは一撃改善が出来ます。しかし、この一致が難しい。重力を利用する技なので、荷重軸を意識できないと、一気に頭蓋を上げられません。頸椎に関わる負荷の増減コントロールがややこしいことになっています。

【図 4】「兜挙げ」の手順

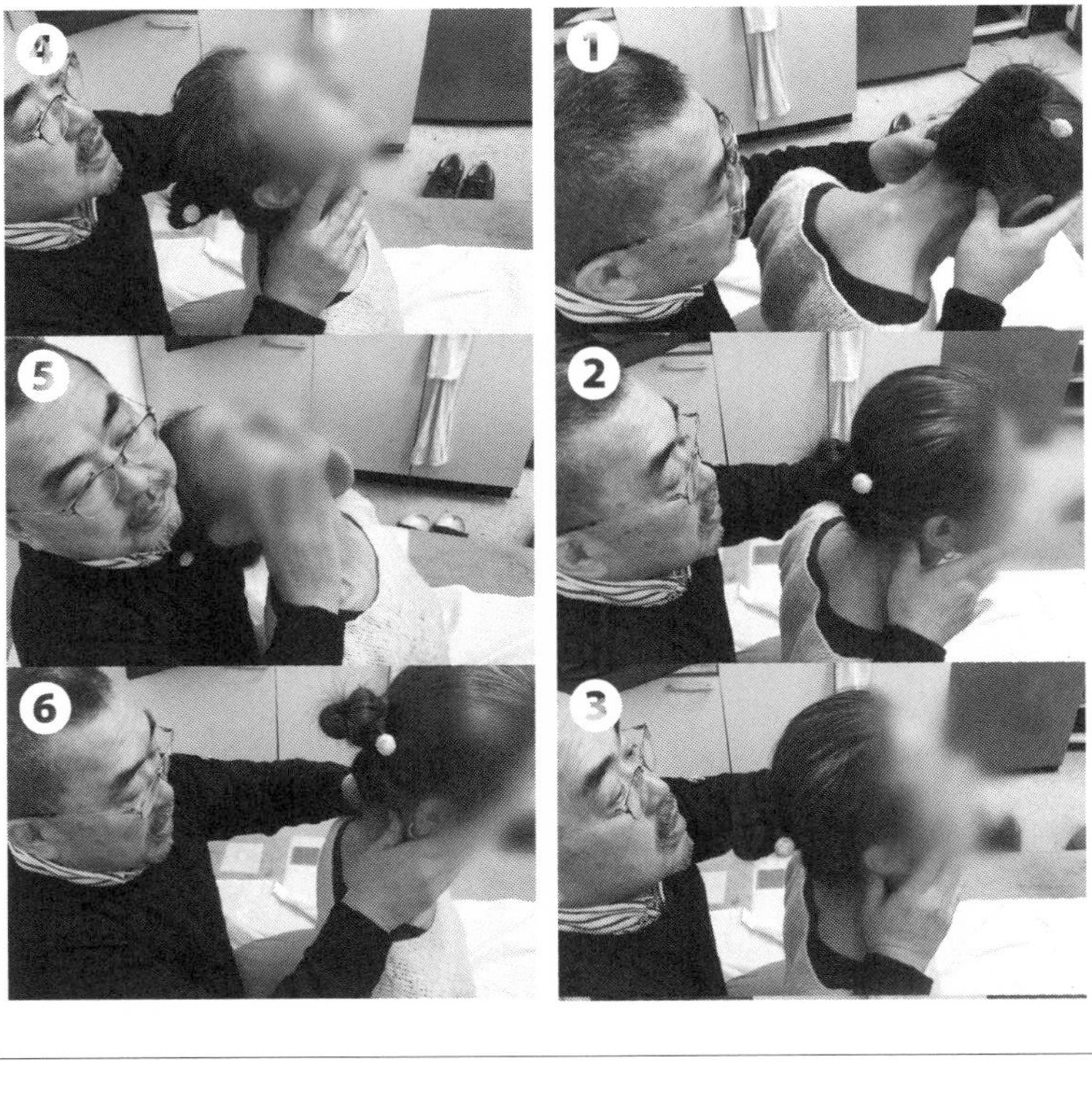

古来より、何段階に渡って、この技を用いることは、禁じ手となっていて、相手にダメージを与えすぎてしまうので、殺法と表裏一体の技として伝えられています。お弟子さんたちには、奥義を公開することに快く思っていない方たちもいますが、読者がこれを見て出来れば〝それで良し〟と私は思っています。

見たから出来るものでもなく、まねることが出来ても効果は半減以下となってしまうでしょう。やはり、師匠につき、見取り稽古を幾度となく行い、修行を積んで、その領域に到達します。それほどに神髄に触れるのは難しいことで、現代の解剖学や生理学に照らし合わせれば、素晴らしい答えが返ってきます。

4 極意兜挙げを分解する

頸がいろいろな方向に動くのは、頸椎の形状ではありません。肋骨と頭蓋骨を結ぶ筋肉、頸椎と肋骨を結ぶ筋肉が大きく関わっています。そして、起点となっているのは比較的動き難い肋骨が担っています。動き難い＝安定しているとなり、土台となっていることが分かります。

頸の障害の時は、肋骨に関する筋肉も視野に入れていかなければなりません。この関係で明らかなのは、頸椎は常に下方向に引っ張られて動かしていることが分かると思います。下方向に引っ張られるという事は、頸の関節は〝閉まり方向〟で動いているという事です。

衝撃によって予想外の外圧が加わった時や寝違いなどの長時間固定を行うと、関節は緩み方向で運動を行った状態となってしまい、肋骨に付着する筋肉があらぬ力を発揮したりして首が動かない現象となります。これは、頸部周辺の筋肉から筋紡錘《ぼうすい》によってエマージェンシーが発令され、筋肉的制限と軟部組織による制限が第八肋骨周辺まで影響を及ぼしていると考えるべきです。

骨からの診断では、「頸椎損傷」としてレントゲンを撮ってからの診断となりますが、これといった治療はなく、鎮痛剤と湿布となります。それでは治っていかないことを懸命な読者はご存知の通りです。

頸が動かない現象については、日本人は、古来よりこの仕組みを知っていたのでしょう。兜挙げによって、いったん緩み方向に持っていかれた頸椎は、第二頸椎を起点とする筋肉群によって、閉まり方向に位置関係を修正してしまいます。これによって筋紡錘が正常化して、筋肉的制限、軟部組織の制限が解かれるのです。

術者は、全身を使って患者の身体を持ち上げるようにします。この時、自分の親指がどの位置にあって、脊髄を通る荷重軸線に沿って挙げられているかが問題です。

そして、最後に前を向いてもらい、顎に指をかけて、顎を引き込みます。要するにリトラクションを掛け、一瞬「ストレートネック（頸椎の自然な弯曲が失われた状態）」のようになりますが、そのままの状態で下を向いてもらいます。関節がしっかり閉まり方向に調整されれば、それで終いです。兜挙げが上手く行けば、むち打ち症でお悩みの方も、一分もかからずに改善してしまうでしょう。

5 頸部の構造から考える

筋肉の構造や機能について、現代に蘇った腱引き療法＝筋整流法は、一番得意としています。この構造の理解なくして術は生まれず、技は成り立たないと言っていいでしょう。

頸の筋肉の機能について、深層まで行ってその関係性を明らかにしてみましょう。まず表層の巨大な筋肉、「胸鎖乳突筋」と「頭板状筋」がクロスラインを形成して、旋回、上下動などの基幹的な力強い動きを担います。そして、この場所はランドマークとして治療ポイントの目安とします。

この奥に「頭半棘《きょく》筋」があります。第四頸椎から第六胸椎の横突起と頭蓋骨の後頭下部に付着しています。頸を捻じってもらい、第四頸椎から第七頸椎までの横突起内側をなぞる様に触診すると、

【図 5】頸部構造

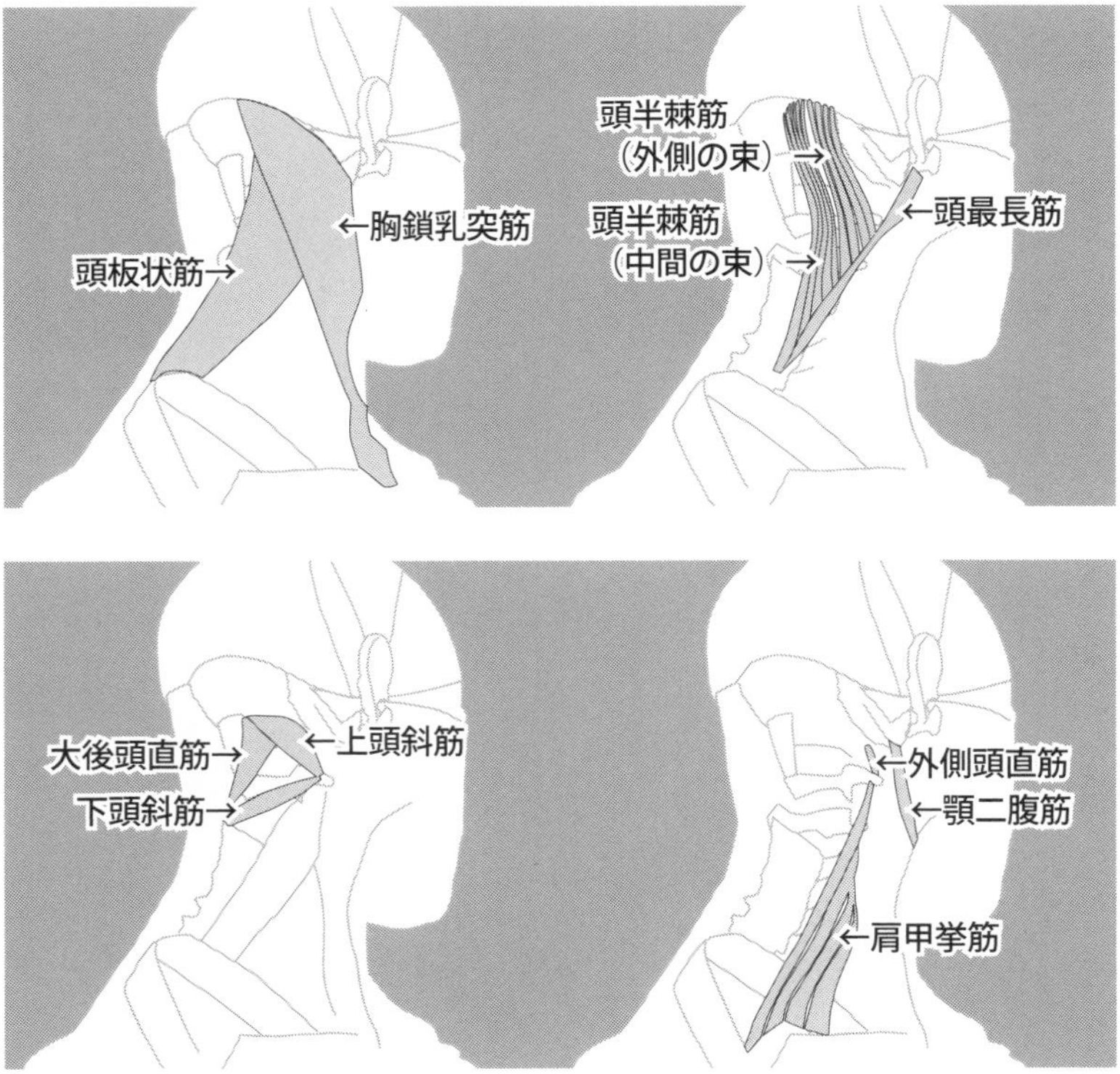
頭板状筋→
←胸鎖乳突筋
頭半棘筋
（外側の束）→
頭半棘筋
（中間の束）→
←頭最長筋
大後頭直筋→
←上頭斜筋
下頭斜筋→
←外側頭直筋
←顎二腹筋
←肩甲挙筋

コッと硬くなっている箇所を感じる場合があります。この部位が頭板状筋と頭半棘筋の筋膜が硬結《こうけつ》している箇所です。もし、それが感じられないときは、問題がないと考えていいでしょう。触れるだけで痛みを訴える場合は、NGF（神経成長因子）が成長しているため、周辺を〝さすり〟で改善させてください。

多くの問題は、頭半棘筋の中間の「束とう胸椎横突起」と、頭蓋骨の後頭下部に付着している筋肉です。前段でも述べた通り、肋骨は安定した土台のはずですが、そこが不安定になると、頭半棘筋の中間の束は調整に入るようです。その結果、「小後頭直筋」「大後頭直筋」の筋膜に硬結を生じます。すなわち筋肉的制限を最深部で行い、「上頭斜筋」と「頸板状筋」も連動すると、第一頸椎の側面塊側が硬直します。第一頸椎は、「環椎」と言って車軸関節です。これを動かしにくい状態にすれば、以下の椎骨に付着する筋肉も何らかの制限を起こしてしまうのです。

これらを解放する施術が〝兜挙げ〟です。何より、最新版の兜挙げは、リトラクションを掛けることによって顎二腹筋の調整を行い、舌骨までもその領域に入れてしまいました。すべては、筋紡錘と関節受容体の正常化のための調整だと思ってください。

関節受容体の在り方を利用したのが、武術であり、それを利用した活法の一部が腱引き療法です。■

Chapter

12

頭部のケガ学

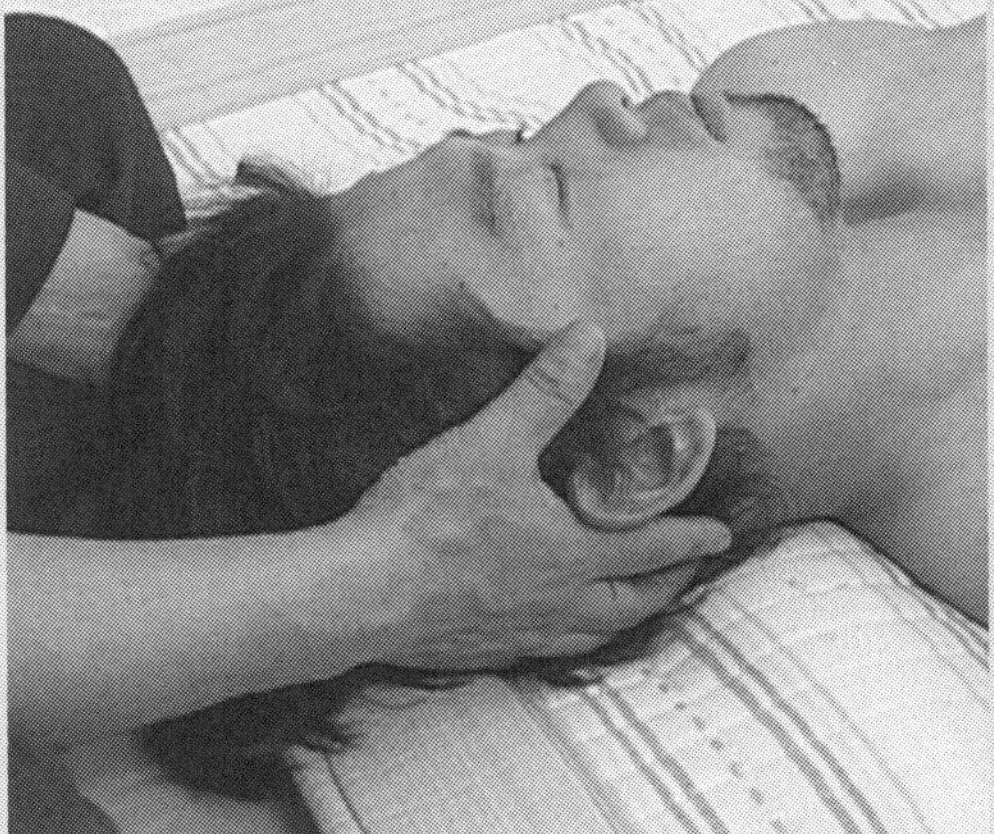

1 頭部への施術と「天窓」調整の極意

さて、最終項は頭部への施術です。極意は、第一伝「天窓《てんそう》」と第二伝「鼻根筋上げ」であり、その他、小顔にする施術等もありますが、紙面の関係で極意第一伝「天窓」を中心に記載します。

極意第一伝「天窓」とは何か。緊張を取り除き、やる気を起こさせる施術のことです。私は「天窓突き」と言っています。

新生児の頃、おでこの正中線を頭頂部に向かっていくと、髪の生え際より少し上の方に、菱形をした柔らかくぶよぶよした部分があります。ここは頭蓋骨の発達がまだ十分でないためにできている「すき間」で、これが「大泉門《だいせんもん》」です。天窓とは、「大泉門」の閉鎖した部位のことだと思います。場所は頭部の前面ですが、後方には小泉門があります。

分娩時には、このすき間部分を利用して骨と骨が重なり合い、頭のサイズを小さくして狭い産道を通ります。ペコペコと柔らかく、よく見ていると心臓の拍動に伴って脈打っているのが分かることもあります。生命の誕生には欠かすことができない神秘の構造であり、この大泉門があるからこそ、赤ちゃんの脳は生まれてから発達できるのです。

大泉門は生後9〜10ヶ月までは増大しますが、その後、縮小して生後16ヶ月には頭皮上から触知

【図 1】極意第一伝「天窓」とその施術

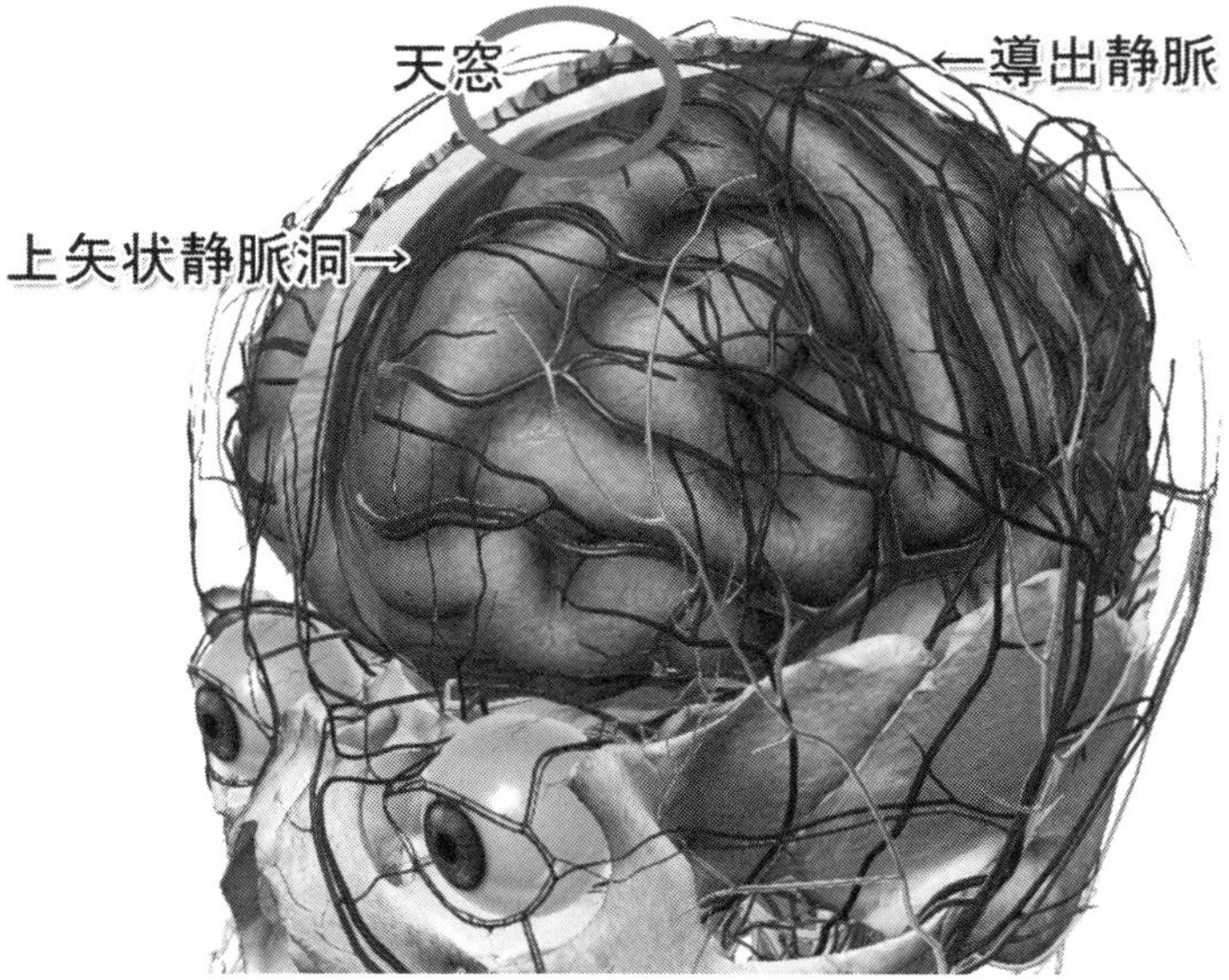

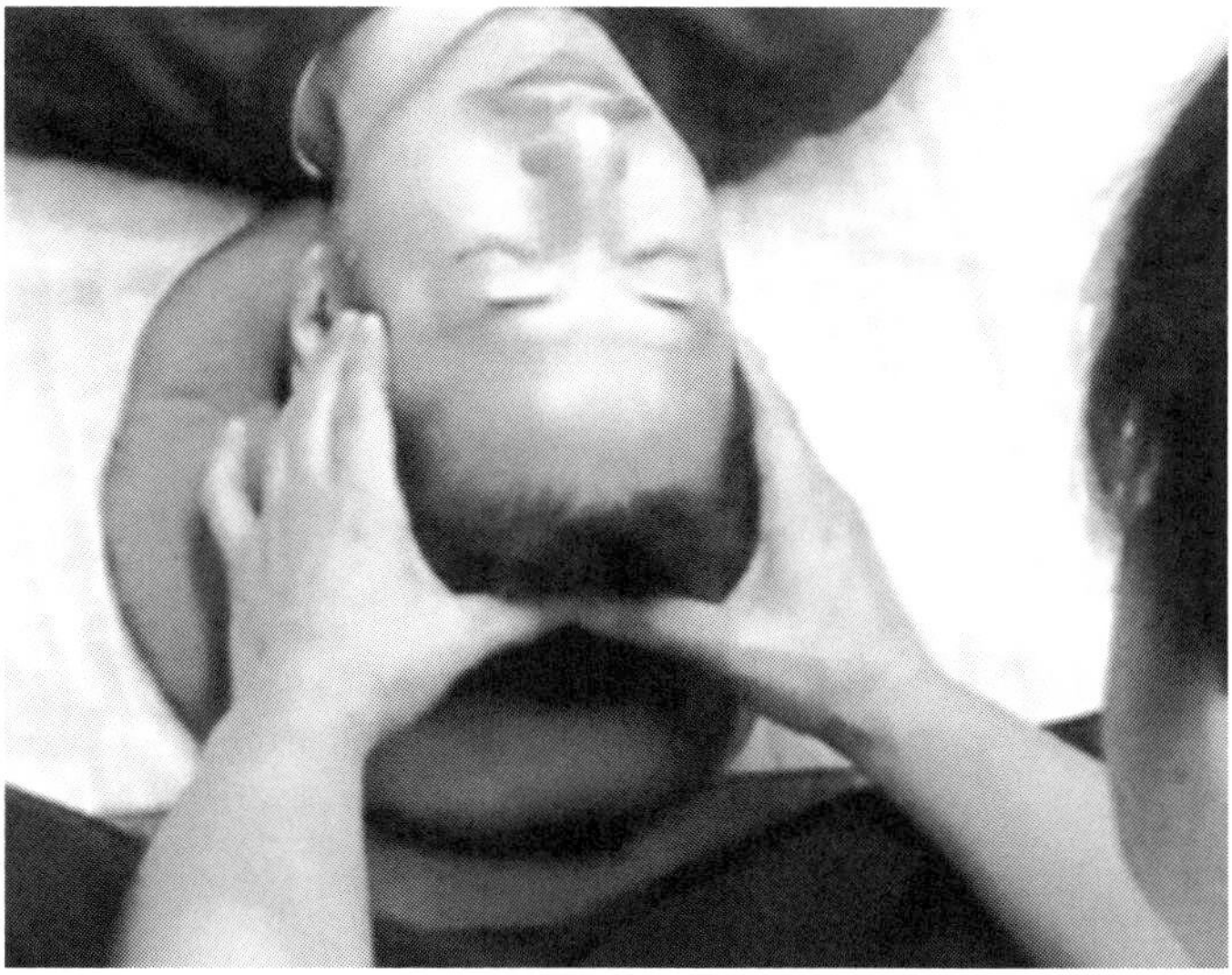

できなくなります。完全に閉鎖するのは個人差がありますが、大体2歳過ぎです。ちなみに、後頭骨と頭頂点との間にある小泉門は早期に閉じ始め、生後1ヶ月で閉じてきます。

古来より「天窓を突くとき」は奥義の「引き入れ、引き抜き」を用いて行います。秘伝書では、「一点に気を入れ、呼吸を整え、気血を追う意識で突け」すなわち引き入れなり。

となっています。

天窓のポイントは、頭蓋の上にある凹みです。つむじから正中線上に指を前方へ走らせてみてください。うっすらとした凹みを感じると思います。そこが天窓です。ポイントに指を置いてから、呼吸を整え、息を止めます。ゆっくりと額から足先を見るように視線を落としていきながら、相手の呼吸や身体のバランスを観察するということです。

天窓ポイントへ微妙な圧力を加え、相手の呼吸に注目します。相手の呼吸に合わせて天窓ポイントを突き、両親指均等の圧力を加えることが肝要でしょう。側頭を押さえる指は、親指がずれない程度のしっかりした抑えが必要ですが、強くある必要はありません。相手の呼吸＝波動を感じるようになれば、自ずから圧力というものが理解できるようになります。

天窓の調整を終了するには、

「丹田に気を感じたらゆっくりと力を緩めよ。上がってくる気血を感じたらその気配に応じて手を放せ」すなわち引き抜きなり。

となっています。

「丹田に気を感じたら」とは、丹田部の動きが止まる時、または変化することを示します。その時、全身の力をゆっくりと抜くように弛める。ただし、右手を放す時は、左手の圧力を強め、両手で圧している圧力と同様に相手が感じるようにします。続いて、引き上げるような感覚で左をゆっくりと脱力し、解き放つようにすることにより、相手は気血が上がっている感覚となります。

この感覚は、丹田部の動きが止まる時から始まり、脳関門が活性され、髄液の交流が活発に始まった証です。その結果、脳髄液が動き出し、脳がリフレッシュし、副交感神経優位となります。先ず脳圧がコントロールされ、各機能が正常に動き出すことになるという仕組みのようです。

常に死と向かい合っていた武家社会は、ストレスの連続でしかなかったと思います。今の社会ではミスを犯すと、叱られる、左遷、解雇などですが、武家社会では、謹慎、蟄居《ちっきょ》、家名断絶、切腹と、命すら取られてしまいます。それも命令は絶対の縦社会であり、今よりストレスの質は断然高かったと思います。合戦であれば死とは隣り合わせとなります。こんな状態で眠りにつけますか？　取り囲まれても堂々としていられますか？　だから、天窓突きが必要となったわけです。天窓突きは、武士のストレスが生んだ解消法だったのです。

その訳が知りたくて、２０１７年の暮れに科学的な検証を行いました。

2 天窓突きの効果とデータ

昔から、眠れない方に天窓は効くと言われていました。興奮した状態からリラックスした状態＝交感神経から副交感神経に移行するからです。

目覚めの時などに分泌されるセロトニンは、副交感神経から交感神経への橋渡しと言われています。つまりセロトニンの分泌だけでは、覚醒してしまうのです。眠りには、メラトニンの働きが不可欠です。

メラトニンは、１９５８年にアメリカの皮膚科医によって発見されました。眠りを誘うホルモンとして有名です。食品にも含まれますが、ごく微量であるため十分な量を食事から摂るのは難しいです。では、どのようにして人の体内に存在するのか？　そこにはセロトニンという神経伝達物質の役割が欠かせません。

メラトニンの生成に欠かせないセロトニンは、脳内の情報伝達物質です。脳には情報を伝えるためにたくさんの神経が張り巡らされていて、その神経の先端からセロトニンなどの化学物質を放出

【図 2】「天窓突き」でα波が出現する経路

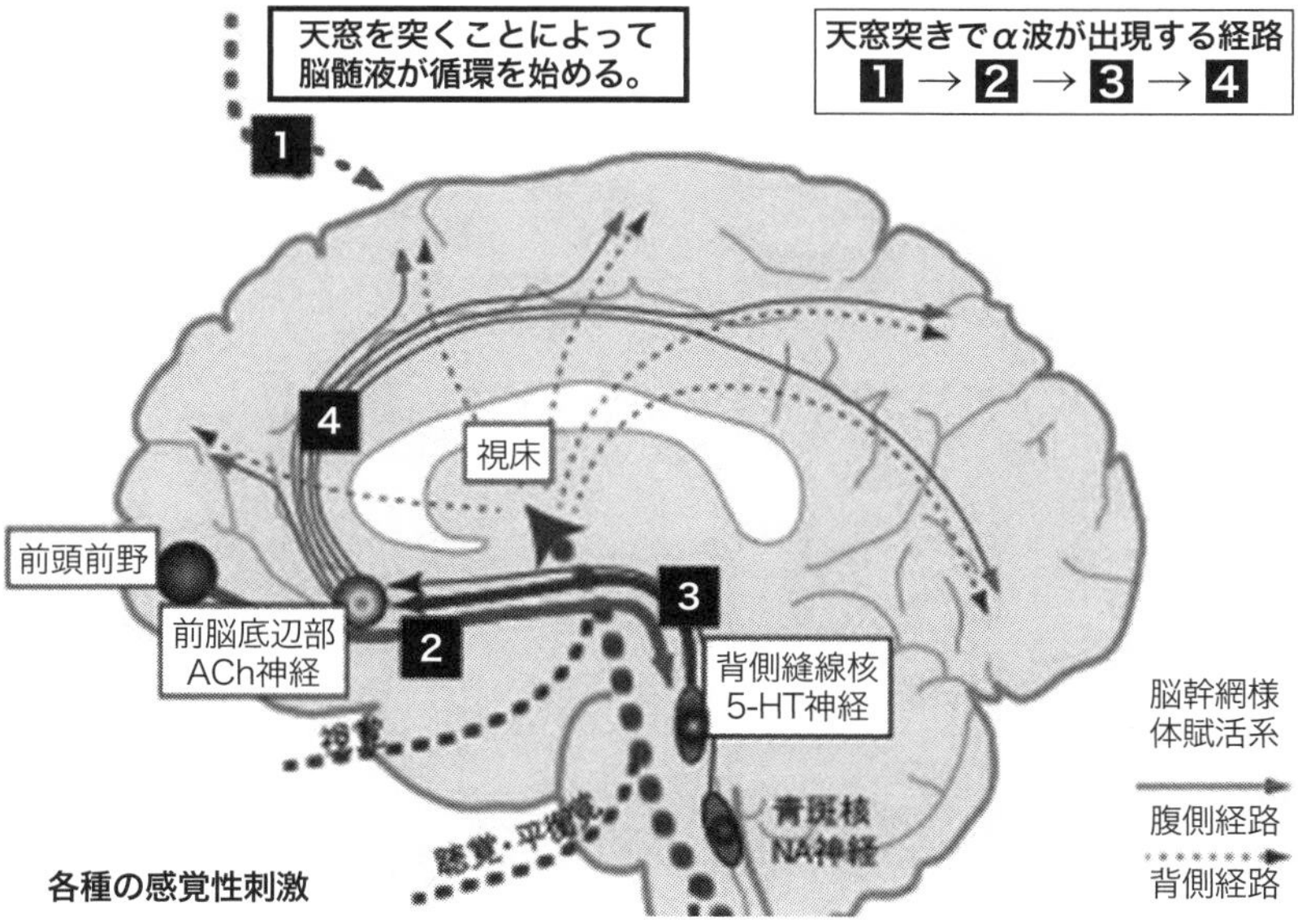

【図 3】メラトニン生成の過程

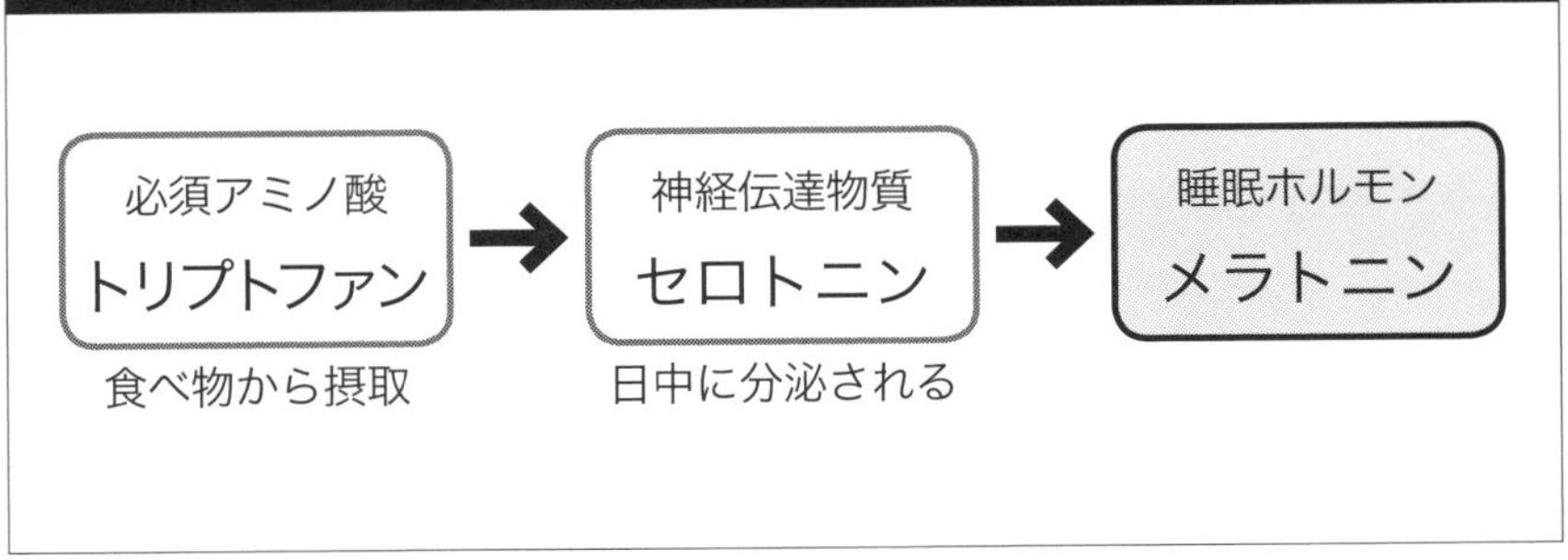

して次の神経へ情報を伝達させています。

セロトニンは精神のバランスをとる役割があり、「幸せホルモン」とも呼ばれています。セロトニンが不足すると心のバランスが崩れ、気分が重くなったり、感情をコントロールできなくなったり、うつ状態になったりしてしまいます。

睡眠や心のバランスのために重要な役割を果たすセロトニン。そのセロトニンが作られるために必要なのが、必須アミノ酸の一つ「トリプトファン」です。必須アミノ酸は体内では作られないため、食事からの摂取が重要となります。

牛乳やバナナに含まれるトリプトファンを原料に、酵素の働きにより体内でセロトニンが生成されます。そのセロトニンを経て、睡眠ホルモンのメラトニンが生成され、脳の奥深く豆粒サイズの松果体という器官から分泌されます。

このように、良質な睡眠に欠かせないメラトニンは、トリプトファン→セロトニン→メラトニンという順番で合成されていきます。

3 メラトニンとセロトニンは、表裏一体な存在

〝夜になって自然と眠くなる〟〝一度眠ったら深く休むことができる〟こういった眠りのサイクルにメラトニンというホルモンが重要な働きをしています。そしてこのメラトニンをしっかりと分泌させるためには、セロトニンが不可欠です。

夜眠る時間帯にメラトニンが十分に分泌されるためには、日中にセロトニンがしっかりと分泌されている必要があり、眠りを考える上でメラトニンとセロトニンのふたつの物質は表裏一体な存在だと言えます。

そんなメラトニンは、年齢とともに分泌量が低下していくため、高齢の方に寝つきの悪さや、目が覚めてしまうなど眠りにまつわる悩みが多い原因となっています。

セロトニン神経（5―HT神経）の活動特性は、覚醒時に抵頻度で標的細胞のシナプス間隙に一定のセロトニンを分泌させ、覚醒状態を維持することにあります。徐波睡眠に移行するとその活動が減弱し、レム睡眠になると完全に消失しますが、痛みやストレスなど、内外環境からの覚醒・刺激には影響されないものとされています。

また、脳内のパターン形成機構によるリズム性運動（歩行運動、咀嚼《そしゃく》運動、呼吸運動、グルーミングなど）で興奮し、覚醒状態における種々な活動に適度な緊張（抗重力筋の緊張や交感神経の緊張など）を与える役割があるとされ、覚醒時の5―HT神経系の活動が抑制された状態は、うつ病や慢性疲労症候群などの症状を惹起《じゃっき》するとされています。

このため、抗うつ薬にはセロトニンに関わる薬があり、セロトニンの再取り込みを阻害することによってシナプス間のセロトニンの量が増えるとされていますが、この際の「セロトニンの欠乏を正常化する」という説明は、何らかの裏付けの無い比喩的な説明と言われています。

4 全アルファ波の測定から見て

192頁のグラフを見てください。全アルファ波（α波）は、ヒト・動物の脳が発生する電気的信号（脳波）のうち、8～13ヘルツの成分のことをさします。この測定では、目をつぶった時にアルファ波は増大しています。目を開けている時との差は明らかで、目をつぶればリラックス状態になることがグラフから読み取れます。

しかし、天窓を突いた時にも目を開けているにも関わらず、アルファ波は増大しています。この現象は、リラックスしている状態と言っていいでしょう。もし、ホルモンが関与していると考えるなら、セロトニンが増大していると推測できると思います。

私は、天窓を突いてうつ病、不眠に対して効果ある施術の理由として、「導出静脈上を圧迫することにより、矢状洞に溜まっている脳髄液が静脈に吸い上げられ、脳を取り巻く脳髄液がリフレッシュされ、脳環境に変化をもたらし、リラックス状態を導き出している」としていました。なお、腱引きはこの施術ばかりで精神疾患に立ち向かっているのではなく、延髄を中心とした脳神経ルートと筋肉の関係を追及しています。

このデータから、天窓を突いて眠くなるのは、天窓を突くことにより何らかの作用でセロトニンが分泌され、一時的に目をつぶった状態のようなリラックス状態となる。その後、セロトニンからメラニンに一気に変化していると考えると、眠気の存在に理由がつきます。

5 アルファ波2の測定から見て

アルファ波2とは、脳が発生する電気的信号のうち、8～10ヘルツの成分のことをさします。この領域は、アルファ波全体より抽出され、セロトニンの分泌を推測する脳波とされています。

【図 4】全アルファ波測定

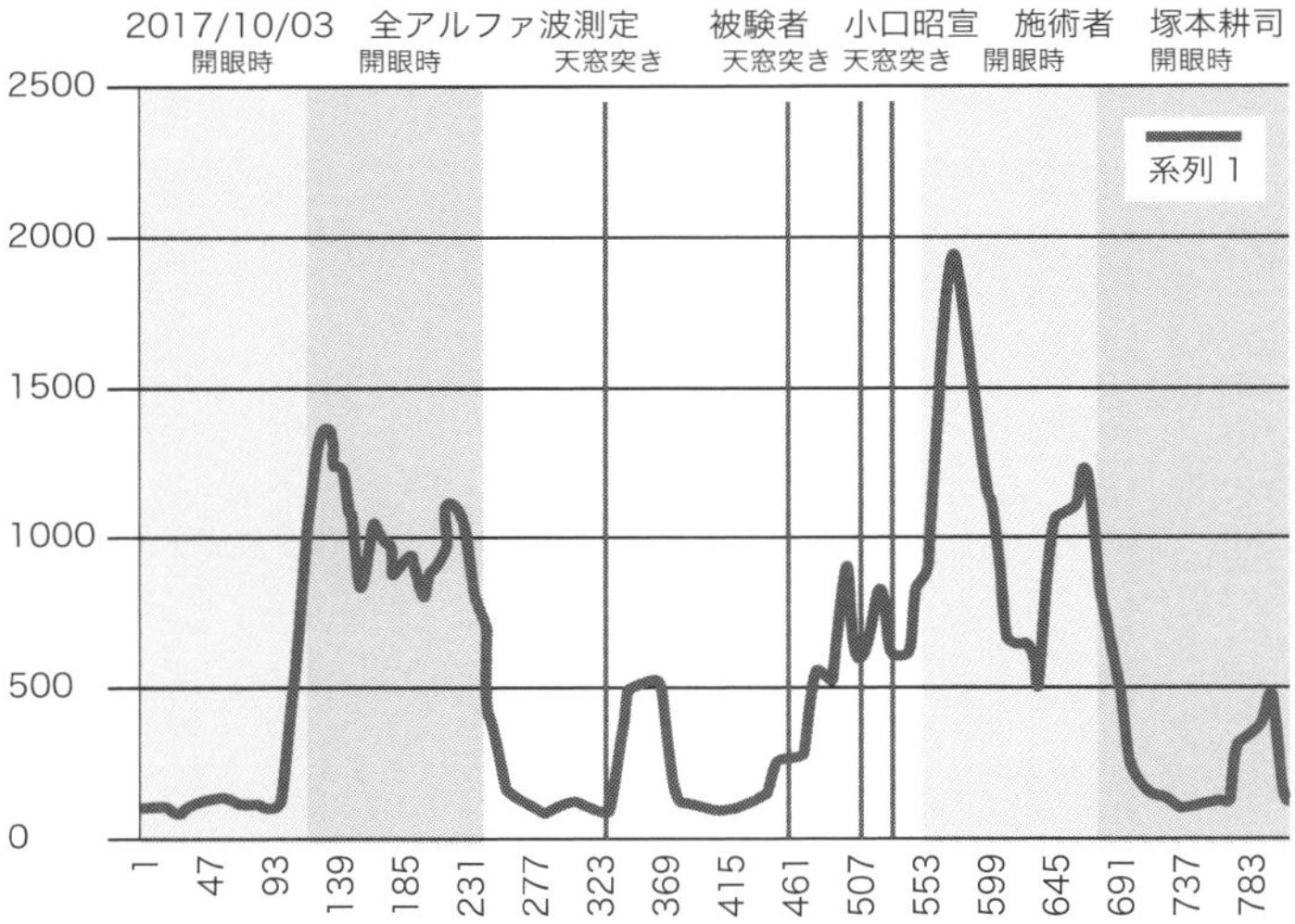

【図 5】アルファ波 2 測定

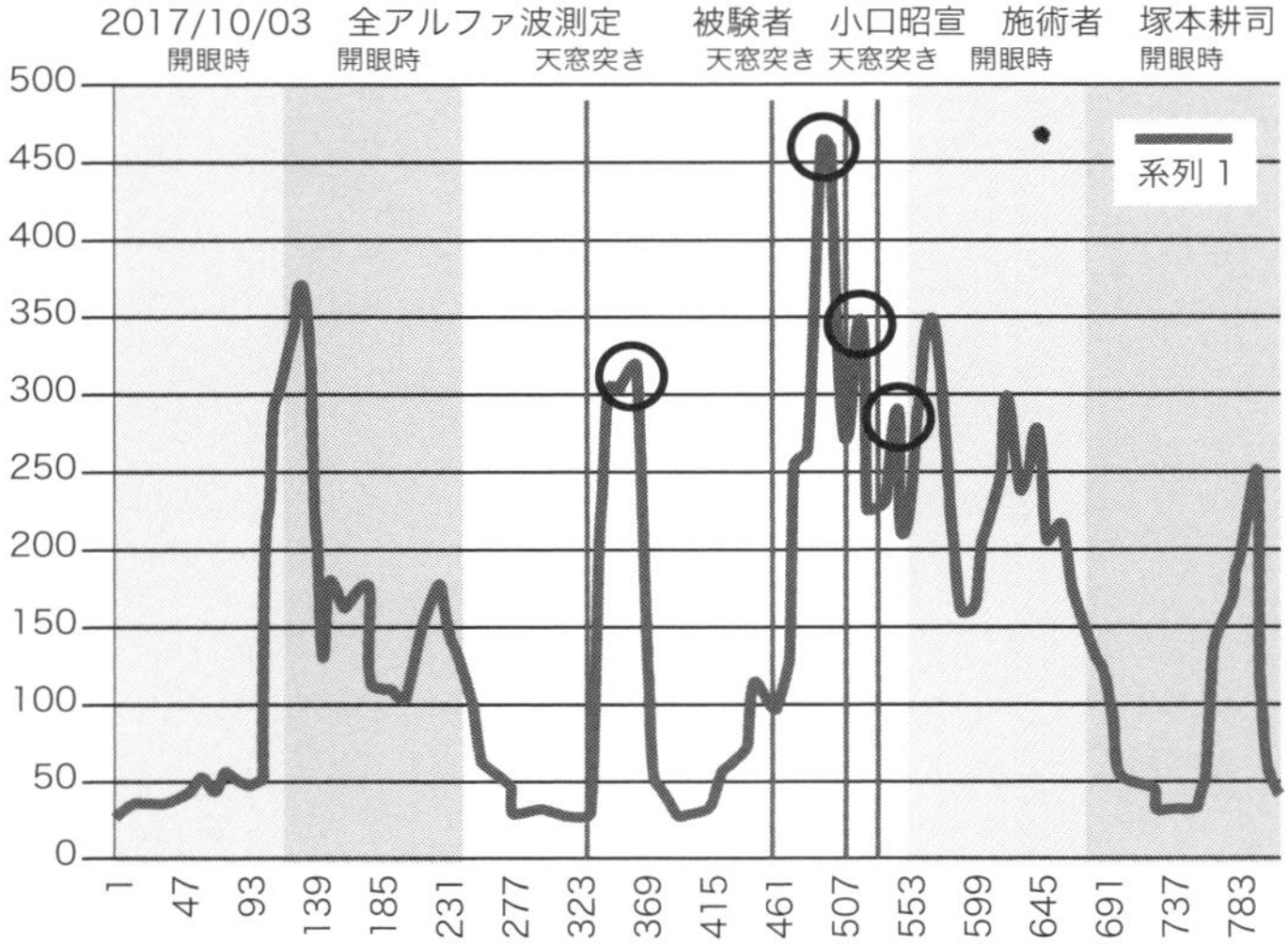

全体アルファ波と比べるとアルファ波2の縦軸の周波数は縮小していますが、全体の11〜13ヘルツを排除してみると驚くべきことが判明しました。

標準を取るための測定を1分間ずつ、目の開け閉めを行い測定に入りました。目を閉じる一瞬だけアルファ波2が増大して、あとの数値は減衰していることが判ります。全体アルファ波では、目を閉じたときに波形は大幅に増大し、維持していることから、11〜13ヘルツとアルファ波2の働きが違うことが推測できます。

天窓を突いた後の20秒前後にアルファ波2が増大しています。それも標準値を上回る数値を示しているため、明らかに脳に対して作用したことが判明しています。開眼状態で天窓を突いてからのアルファ波2に数値的な跳ね上がりがあり、ピークを迎えています。

このことから天窓突きは、薬とか瞑想などよりも驚異的にセロトニンを脳内に分泌する方法だと断言できます。

6 別の実験でも確証を得る

アルファ波2の実験において、明らかにセロトニンが分泌されているなら、瞳孔は収縮するはず

【図 6】天窓突きによる瞳孔の変化

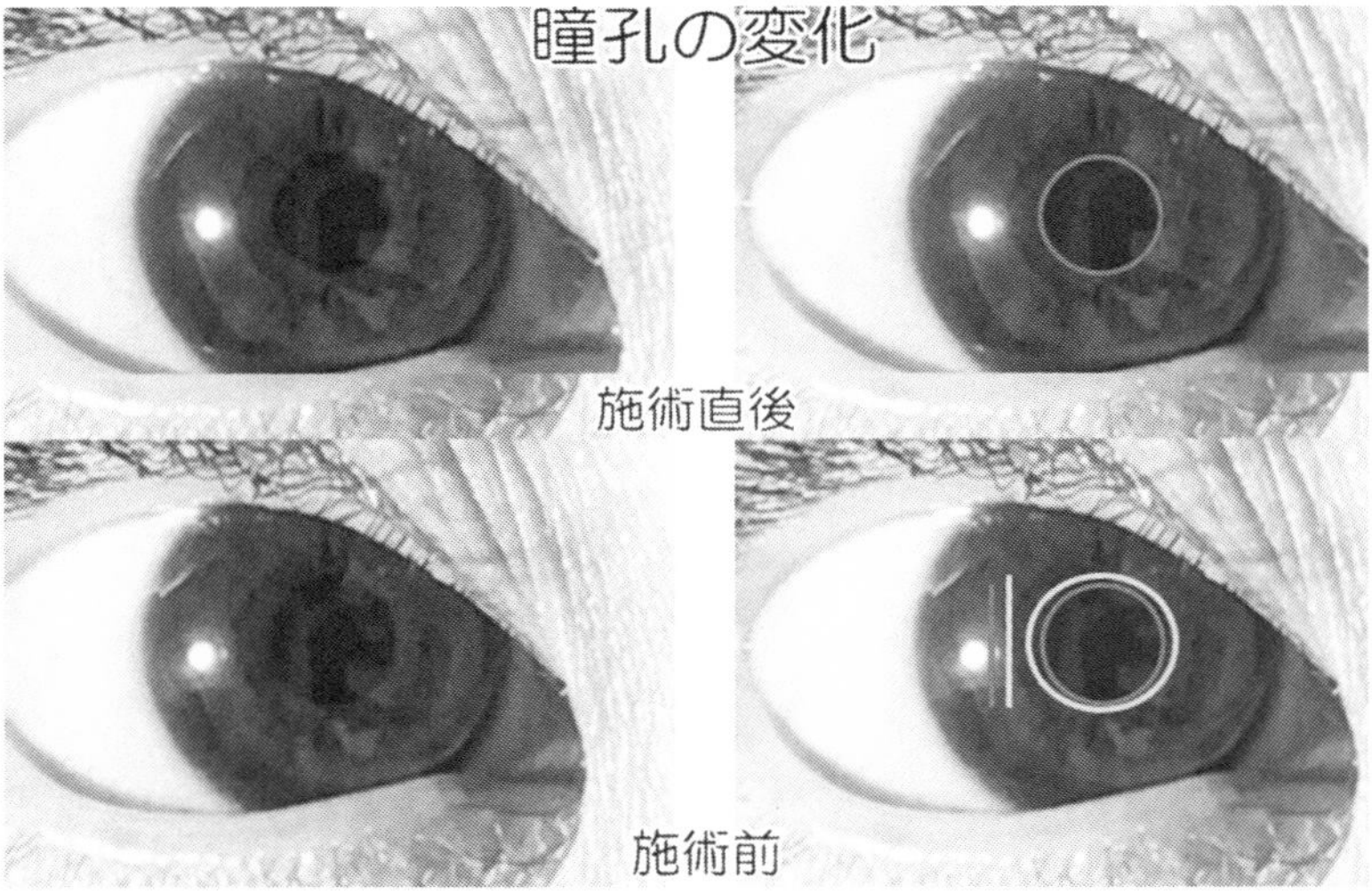

であると思い、実験をしました。その結果、明らかに縮瞳《しゅくどう》(miosis) しました。縮瞳とは医学において、疾患や薬物、外傷によって瞳孔が過度に縮小する現象です。瞳孔は普通、日向では収縮、暗闇の下で拡大しますが、縮瞳の瞳孔は暗闇の下でも過度に狭まったままです (別名「瞳孔括約」ともいいます)。

瞳孔の大きさを調節する、虹彩に関わる筋肉の形は円形と放射状の2種類です。前者の円形は副交感神経系に、後者の放射状は交感神経系に刺激を受けます。縮瞳は、β1アドレナリン受容体の動眼神経刺激によって輪状 (円形) 筋肉の収縮が起こり、続いて瞳孔が収縮します。縮瞳の原因は、この刺激の際に使われる物質によります。大抵は、瞳孔拡大を引き起こす眼への交感神経の断絶か、副交感神経系の過敏のいずれかです。一方、交感神経刺激で円形筋肉の拡大、続いて瞳孔が拡大します。

前頁の写真で、天窓突きによって交換神経優位から副交感神経優位にシフトしたことが判ります。

7 うつ病も克服できる「天窓」

科学的なデータに裏打ちされた天窓突きによって、リラックスできることが証明されています。

〝眠れる〟〝リラックスできる〟こんな状態になれば、「うつ病」も克服できる環境になります。薬で誤魔化してみても「うつ病」は治りません。

腱引きによる、うつ病からの生還者の証言は、2018年に日本外国特派員協会で発表されました。この証言を、彼は最後に次の言葉で締めくくりました。

「腱引きによって、去年できなかったことが今年はできるようになった。元気になって再び笑うことができるようになりました」

すべてのうつ病に悩んでいる方に、この言葉を贈りたいと思います。

本書は終わりますが、まだまだ腱引き療法の研究は終わりません。温故知新で、これからも進化する腱引き療法に注目してください。■

著者プロフィール

小口昭宣（おぐち あきのぶ）

一般社団法人 筋整流法協会代表。古式腱引き療法の最後の伝承者。29歳の時に腱引きと出会い、その効果に驚き、入門。

その後、約20年間に延べ3万人以上を無償で施術しながら、現在では述べ8万人以上施術し、伝統の技法に最新生理学と解剖学を加え整理・理論化して「筋整流法腱引き療法」として確立。

現在、新たな伝承者の育成にも力を入れ、各研究機関と共に伝統療法の医学的効果に関する共同研究に取り組んでいる。

また、治療的施術ばかりに留まらず、様々な競技者に対し最高のパフォーマンスを発揮できる筋バランスやメンタルに関する調整も行っている。

装幀：谷中英之
本文デザイン：中島啓子

即効回復のための「ケガ学入門」
古式腱引き療法の人体治癒コンセプト

2020年3月30日　初版第1刷発行

著　者　小口 昭宣
発行者　東口 敏郎
発行所　株式会社ＢＡＢジャパン
〒151-0073 東京都渋谷区笹塚 1-30-11 4・5F
TEL　03-3469-0135　　FAX　03-3469-0162
URL　http://www.bab.co.jp/
E-mail　shop@bab.co.jp
郵便振替 00140-7-116767
印刷・製本　中央精版印刷株式会社

ISBN978-4-8142-0279-9　C2075

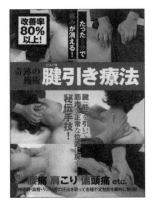

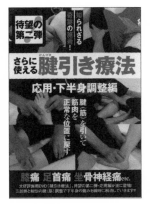

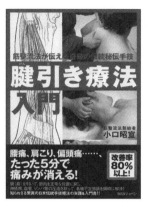

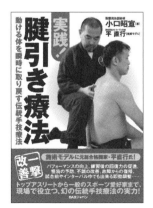